KB273969

운명을 바꿔주는 숨은 건강법

최찬규 지음 (해밝달기공침연수원 원장)

운명을 바꿔주는 숨은 건강법

최찬규 지음 (해밝달기공침연수원 원장)

건강다이제스트 社

chapter 4 S라인 몸매로~ 날씬해지는 법

chapter 5 나도 부자가 될 수 있다

chapter 6

뇌세포 일깨워 똑똑해지는 법

chapter 7

입시 · 고시 합격하는 법

chapter 8 이성의 마음을 사로잡는 기술

chapter 9 상대방의 마음을 변화시키는 법

chapter 13 — 생명력을 키우는 중심법

chapter 14 — 마음을 잘 쓰게 만드는 화심법

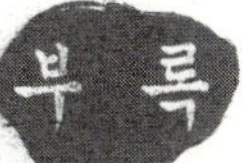

부록 — 내 몸을 되살리는 원심법 수련요령

chapter **1**

복을 부르는 얼굴 정말 있을까?

무엇이
불행을
몰고 오는가?

사람들은 대부분 운명이 정해져 있다고 믿고 있다. 사주팔자가 정해져 있어 팔자대로 운명에 이끌려서 살 수밖에 없다고 믿고 있다. 그래서 무당과 점집과 철학관이 성행을 한다. 미리 운명을 엿보고 대비책을 마련한답시고 부적을 쓰고 양밥을 하고 엉터리 푸닥거리라도 해서 마음의 위안과 위로를 받으려고 한다.

그러나 그것은 그저 마음의 위안을 가져다주는 것일 뿐 보증수표가 될 수 없다. 만약 부적이 보증수표와 같다면 점집이 조폐공사로 둔갑할 가능성이 있다.

필자가 오행명상을 30년 간 연구해 보니 스스로 운을 만들어서 자신이 중심이 되어 운을 끌고 가는 법을 개발하게 되었다. 그 방법을 설명하기 전에 무엇이 불행을 몰고 오는 원인을 만드는지부터 자세히 알아보자.

실상은 불행도 행운도 스스로 만드는 것이다. 사주팔자에 너무 의지하는 것은 스스로의 노력 부족을 탓하기 싫어서 핑계거리를 댈 수 있는 구실에 불과할 뿐이다. 자기 자신을 잘 이끌어 나가기 위해서 최선의 경주를 하여 슬기롭게 살아갈 생각은 아니하고 게으르고 나태하게 늘어져서 뭉그적거리는 자신을 부끄러워해야지 조상 탓만 하고 사는 것은 부적절한 행동이다. 불행을 몰고 오는 가장 큰 원인은 자신의 생각과 행동에서 비롯된다.

어떤 이유로 생각과 행동이 불행을 끌어들이는 촉매역할을 하는 것인가? 생각과 행동이라도 그냥 생각과 행동이 아니라 기울어진 생각과 기울어진 행동을 말하는 것이다. 무슨 생각을 하고 살아가느냐에 따라 그 사람의 얼굴 표정과 인상이 결정된다. 대체로 운과 복에 많은 영향을 미치는 것은 그 사람이 가지고 있는 기운이다. 사람마다 가지고 있는 기운과 이미지는 얼굴의 혈색과 기색, 기상, 표정과 인상, 자세와 자태 등으로 나타나고 그것이 행·불행을 결정한다.

마음먹기에 따라, 생각하기에 따라 얼굴의 표정과 인상은 바꿀 수 있다. 얼굴이 철판이 아닌 다음에야 표정의 변화는 가능하다. 따라서 노력하기에 따라 운도 바꿀 수 있고 자기 자신도 변화시킬 수 있다.

웃으면 복이 온다는 말은 진리이다. 웃는 얼굴, 밝은 얼굴, 즐거워하고 기뻐하는 얼굴이 그대로 행복으로 연결된다. 그런데 스스로 자승자박하여 불행을 자초하려는 사람들이 너무도 많다. 불행은 스스로의 생각에서 비롯되기에 생각을 바로세우면 불행은 충분히 비켜갈 수 있다.

그러나 마음을 어둡게 가지고 생각을 기울어지게 쓰면 불행을 비켜갈 수 없다. 조그마한 일에도 근심 걱정을 하고 얼굴에 수심의 그늘을 지우는 사람은 복을 외면하는 사람이다. 자기 자신을 달달 볶아 몸과 마음을 옥죄여서 얼굴에 웃음을 잃어버리고 얼굴 근육을 긴장시키고, 얼굴을 딱딱하게 만들어 얼굴에 화기가 없고, 어둡게 굳어져 있는 얼굴 표정은 점점 복을 달아나게 만든다.

무표정한 얼굴, 쌀쌀맞은 얼굴표정은 타인과 거리감이 생기게 만드니 복이 깃들기 어렵다. 새침하고 우울하고 침울한 표정 또한 스스로 자기 세계 속으로 침몰하고 타인의 마음까지 불편하게 하므로 행운이 따르기 어렵다.

> 따라서 불행의 고리는 웃는 얼굴, 밝은 얼굴로 끊어야 한다. 그러니 마음가짐과 생각이 밝고 즐거워야 불행을 날려보내고 행운을 불러 들인다.

  운명을 바꿔주는 숨은 건강법

불행한 사람들의 얼굴 모습

열심히 살고 부지런히 일하면서 짠돌이처럼 절약하는 데도 가난하고 삶이 힘겨운 사람들이 있다. 하는 일마다 꼬이고 노력이 물거품으로 돌아가서 허탈해지고 무기력해져서 스스로 불행의 늪에 빠져 허우적거리며 살아가는 사람들이 있다.

이러한 사람들의 공통적인 특징은 중심이 깨어져서 자신이 가지고 있는 기운의 기울기가 일어나 어느 한 쪽으로 쏠려 있다는 것이다. 본인은 그 사실을 모른 채 살아가므로 대처 방안도 없고 그대로 불행을 안고 살아간다.

중심이 무너지면 자연적으로 불행을 불러들이는 얼굴 모습을 하게 된다. 그 유형을 살펴보면 다음과 같다.

☯ 얼굴에 때가 끼기 시작하면 운이 막힌다

얼굴에 꼬질꼬질 때가 끼기 시작하여 세수를 하지 않은 것처럼 꾀죄죄해지는 것은 궁끼가 흐르는 궁색한 얼굴이다. 이러한 얼굴로 변하면 재물이 달아나서 가난해지게 된다.

☯ 얼굴에 핏기가 없고 창백하면 운이 막힌다

얼굴에 윤기가 흐르지 않고 푸석푸석 거칠며 비실거리는 것처럼 보이는 사람은 양기가 많이 손상된 경우이다. 이런 경우는 몸의 열에너지와 기 에너지가 부족하여 사람들을 끌어당기는 힘이 미약하므로 운이 막히게 된다.

☯ 얼굴이 어둡고 검은 기운이 나타나면 운이 막힌다

가난하고, 불행하고 사건 사고가 자주 발생하는 사람들의 얼굴 모습을 보면 얼굴이 어둡고 검은 기운이 많이 나타난다. 잿빛기운이 나타나는 사람은 더욱 힘겹고 얼굴이 검붉거나 검푸른 기운이 많아도 화기가 막혀서 소통이 안 돼 불운이 따라다닌다.

☯ 얼굴이 잘 붓고 누르스름한 기운이 감돌면 운이 막힌다

이럴 경우는 운뿐만 아니라 건강도 좋지 않다는 증거이므로 각별히 조심해야 한다.

☯ 눈에 초점이 없고 눈빛이 흐리고 정기가 없어도 운이 막힌다

우리 얼굴에서 눈동자 또한 매우 중요한 위치에 있다. 눈에 초점이 없고 눈빛이 흐리며 눈에 정기가 없어 힘없고 탁하게 보이는

눈은 매사에 장애가 많다. 또 눈빛에 살기가 지나치게 강한 사람은
사람들의 호감을 사지 못하여 힘이 든다. 또 눈이 충혈되고 누르스
름한 기운과 붉고 탁한 기운이 많이 도는 사람은 하는 일마다 잘 꼬
인다.

밝은 얼굴이 복을 부른다

사람은 감정의 동물이라 화난 얼굴, 찌푸린 얼굴, 어두운 얼굴, 슬픈 얼굴, 우울한 얼굴, 쌀쌀한 얼굴 등의 표정을 지을 수 있다.

그런데 문제는 그러한 표정을 너무 자주 짓거나 체질적인 성정과 습관이 되어서 표정이 굳어져 인상과 이미지가 나쁜 쪽으로 고착되는 것이다.

얼굴 표정과 인상은 결국 감정과 생각에 의해서 좌우된다. 그러니 인생의 운명 또한 완고하게 굳어져 있는 것이 아니라 마음먹기에 따라, 생각하기에 따라 얼굴 인상을 다르게 만들 듯 충분히 변화의 여지가 있다는 말이다.

옛말에 관상은 골상만 못하고 골상은 색상만 못하고 색상은 심상만 못하다는 말이 있다. 이 말의 뜻은 관상, 골상, 색상이 변화를 일으킨다는 소리이다. 인간의 육체는 고정되어 있는 것이 아니라 나이와 세월에 따라 점점 변하여 간다. 그 어느 누구도 늙고 병들지 않을 수 없으니 육신을 아름답게 가꿀 수 있는 것은 오직 마음뿐이다. 그러니 행운을 잡는 것은 스스로에게 달려있다.

늘 웃는 얼굴, 웃을 수 있는 마음이 복을 부른다. 즐거운 마음, 밝은 마음, 중심을 세우는 마음이 행운을 부르고 복이 굴러오게 만든다.

마른 체형일 때 복 부르는 얼굴

마른 사람의 얼굴 피부가 점점 거칠어지면서 윤택이 사라지고 살이 빠지면서 피부가 건조하고 까칠까칠해지면 성정이 점점 예민해지고 날카로워진다. 마음의 변화가 심해 운도 막힌다.

또 마른 사람의 얼굴이 마르고 창백해지면서 피부에 혈색이 적고 얼굴이 차갑게 보이고 눈빛이 날카로워지면 불행한 일이 자주 발생한다. 마른 사람의 얼굴에 기미가 끼고 때가 끼면서 얼굴이 탁해지고 어두워지면 심장 화기가 위로 뜨면서 화기가 가로막히니 목소리가 카랑카랑해지고 성정이 급박해진다.

이러한 경우가 생기면 재물이 흩어지고 궁색함을 면하지 못하게 된다. 그러나 얼굴은 스스로 가꿀 수 있고 변화시킬 수 있으니 마음먹기에 따라 운을 돌려 복을 부를 수 있다. 마른 체질의 사람은 건조한 기운과 싸늘한 기운과 지나친 화기를 잘 방어해야 운이 열린다.

피부와 얼굴에 밝은 빛과 광채와 혈색이 돌면 좋은 일이 생기고 복이 점점 커진다. 피부가 검으면서 반들거리고 광채가 나거나 피부가 푸르스름하면 광택이 나도 일이 잘 풀리고 행운이 깃든다.

☯ 통통한 체형일 때 복 부르는 얼굴

통통한 사람의 얼굴 모습이 검붉으면 화기가 막힌 것이니 통명이 불통하여 사업운, 장사운이 막힌다. 통통한 사람의 얼굴 모습이 검푸르면 목기가 막힌 것이니 하는 일마다 가로막힌다.

또 누런 기운이 얼굴을 뒤덮거나 가장 나쁜 것은 푸석푸석 부종으로 부기가 있으면서 잘 익은 오이처럼 누런 기운이 얼굴에 나타나면 수기가 꽉 막힌 것이니 건강이 심각하게 나빠지면서 모든 운이 꽉 막힌다.

그러니 통통한 사람은 얼굴이 검어지거나 검붉거나 검푸르거나 누렇게 되어서는 안 된다.

얼굴이 밝고 환하며 붉은 혈색이 돌면서 광채가 나거나 희고 훤하며 광택이 나면 행운과 복덕이 따라다닌다.

☯ 근육질 체형일 때 복 부르는 얼굴

근육질 체형은 딱딱하고 견고해지는 금체이다. 이 체형은 얼굴 근육이 잘 경직되기에 근엄하고 심각하게 보이며, 웃는 모습을 잘 볼 수 없다. 따라서 근육형의 금체는 얼굴 표정이 어둡고 얼굴 근육이 경직되어 미소를 볼 수 없고 금기의 진행이 많이 느껴져 쌀쌀하고 차갑게 느껴진다. 이러한 근육질 체형은 **얼굴이 잿빛을 띄게 되면 운이 꽉 막혀서 불행한 일이 생긴다.**

근육형의 금체는 얼굴이 희거나 밝은 빛이 들어오면 좋다. 금체

　운명을 바꿔주는 숨은 건강법

는 대개 검은빛의 사람들이 많은 데 얼굴에 검은빛이 돌아도 광채
가 나면서 밝게 느껴지면 운이 열려 행운이 따르고 복이 가득한 사
람이 된다.

☯ 차가운 수체형일 때 복 부르는 얼굴

차갑고 냉기가 많은 수체형은 얼굴이 작고 계란형으로 생겨서
미인형이라 볼 수 있다. 그런데 차가운 수체질은 얼굴에 양기·화
기가 사라져 차가운 냉기가 많이 나타날수록 수기 쪽으로 기울어
진 현상을 드러낸다.

이렇게 되면 운이 막히고 점점 힘든 일이 생긴다.

수체형 사람의 경우 얼굴이 창백해지고, 얼굴이 윤기를 잃어 까
칠까칠해지며 얼굴을 자주 찡그리며 얼굴이 어두워지기 시작하면
운이 막히기 시작한다. **수체 혈냉인은 수기가 커질수록 양기가 달아나서
즐거움을 잃어버리고 우울해져서 얼굴이 침울하고 어둡고 피부가 윤택을
잃고 무기력한 상태가 되면 필경 불행한 일이 발생한다.**

이러한 현상이 생기면 빨리 상황을 개선하기 위해 노력하여야
한다. 수체 혈냉인의 얼굴에 혈색이 돌고 홍조가 떠오르며 얼굴이
밝고 광채가 나면 행운이 깃든다.

☯ 뜨거운 화체형일 때 복 부르는 얼굴

뜨거운 화체의 얼굴 모습은 나이가 들어갈수록 점점 얼굴이 커
지기 시작한다는 점이다. 뜨거운 화체는 화기가 지나치게 위로 끓
어올라서 밝고 광채가 나는 얼굴 모습이 오히려 탁해지기 시작할

때 문제가 발생하여 힘들어진다.

화체 혈열인은 얼굴 모습이 검붉어지거나 검푸르거나 붉은 바탕에 누런빛이 안에서 쏟아져 나오면 일이 꼬이고 불행이 찾아온다.

화체 혈열인에게 기운이 잘 돌면 뜨거운 화기가 그대로 소통이 잘 된다는 뜻이고, 얼굴 모습은 붉은빛이 돌아도 어둡지 않고 밝고 광채가 나서 모든 일이 막힘없이 통하니 그것은 기가 순기 순통하기 때문이다.

생각으로 얼굴 모습을 바꿀 수 있다

나이가 들고 세월이 흐르면서 얼굴의 모양도, 윤곽도, 이미지도, 인상도 서서히 바뀌어간다. 금방 얼굴이 바뀌지 않아서 잘 모를 뿐이지 얼굴 모습은 계속 바뀌어 간다. 얼굴이 점점 커지기도 하고, 주름이 많이 생기기도 하고, 얼굴에 탄력이 사라져 푸석푸석해지기도 하고 빛과 윤택을 잃어 어두운 모습이 되기도 한다. 어릴 때 얼굴 모습과 중년이 넘어선 얼굴 모습과는 많은 차이가 있다.

얼굴 모습을 바꾸어 놓는 것은 그 사람이 가지고 있는 기운과 성질 때문이다. 몸 속에서 어떤 기운이 지속적으로 작용하면 결국은 그 기운이 얼굴 모습을 장악한다. 가령 탐욕과 욕망과 이기심을 전혀 버리지 아니하고 자기 자신밖에 생각할 줄 모르는 삶을 오래도록 살아온 경우 그것이 얼굴에 그대로 거울처럼 박혀서 욕심과 이기심이 줄줄 흐르는 모습으로 변한다.

또 세상을 원망하고 모든 존재를 적대시하고 화를 자주 내고 억울하고 분노에 차 있는 사람은 얼굴에 살기가 흐르고 표독한 모습으로 변하여 있다. 또한 근심 걱정이 많고 긍정적이고 밝은 생각보다는 어둡고 무겁고 회색의 기분을 안고 사는 사람의 얼굴은 점점 딱딱하게 굳어져 어둡고 무표정하게 굳어져 버린다.

꿈과 희망과 삶의 의지를 잃어버리면 얼굴에서 생기가 사라져 버린다. 무표정한 얼굴, 무기력한 얼굴, 윤기 없는 회색빛 얼굴, 푸르죽죽한 검푸른 얼굴, 검붉고 탁한 얼굴… 이러한 얼굴 모습은 모두 마음 속의 생각과 성질들이 작용하여 그 기운이 밖으로 표출된 것이다.

얼굴이 탁하고 어둡고 생기가 없으면 그것은 기운이 막혀 소통이 안 되는 징조이니 자연히 운이 나쁘고 장애가 많이 생긴다.

그러나 얼굴은 마음먹기에 따라, 생각하기에 따라 얼마든지 바뀔 수 있다. 얼굴은 기 흐름을 나타내는 거울이다. 즐겁기 위해서 사는 데 즐겁지 않으려고 할 이유가 없다.

밝은 생각, 즐거운 마음을 자꾸 끌어내다 보면 굳어진 얼굴이 펴지고 얼굴에 미소가 생기고 결국 웃음꽃이 피어나게 된다. 웃는 얼굴에 복이 온다. 밝고 즐거운 마음을 잃지 않으면 삶이 아름답고 풍요로워진다.

chapter **2**

복을 부르는
숨은 비법

아랫배를 덥혀야 복이 온다

아랫배가 차가워지면 에너지 중심이 무너져 좋은 운을 끌어당기는 흡인력이 약해진다. 아랫배의 냉기는 배 힘을 사라지게 만들어 심성을 나약하고 무기력하게 만들어 인내심과 끈기와 정력을 무너뜨린다. 아랫배에 힘이 없으면 순발력과 추진력이 떨어지는 것은 말할 것도 없고 판단력과 이해력에도 문제가 생긴다.

그보다도 중심의 안정이 무너지면 감정의 변화가 심해진다. 성격이 조급해지고 초조해지고 화를 자주 내게 되고 울분이 쌓이면서 우울하고 슬퍼지기도 한다. 감정의 절제와 통제가 힘들어지면 그 결과가 생각과 행동으로 표출되어서 얼굴 표정으로 나타나게 되고, 그것이 운을 가로막는 역할을 한다. 또 아랫배에 냉기가 쌓이면 손발이 차갑게 된다. 손이 차가운 경우 악수를 할 때 상대방으로부터 호감을 사지 못한다. 그리고 더욱 큰 문제는 아랫배가 차

가우면 중심의 균형이 깨어져서 온갖 질병이 다 찾아온다는 점이
다.

그래서 운을 돌려 복을 부르려면 가장 먼저 아랫배를 따뜻하게
덥혀야 한다. 아랫배를 따뜻하게 덥히면 백 가지가 좋아진다. 손발
이 따뜻해지고 기력이 넘치게 되고 얼굴에 화색이 돌아 광채가 나
면서 아름다운 모습으로 변하게 된다.

> **복을 부르는 첫 번째가 밝고 광채가 나는 얼굴에 기 에너지가 넘치
> 는 모습이다. 밝고 활력이 넘치는 모습 앞에는 복이 저절로 굴러오
> 게 되어 있다.**

아랫배를 덥히는 쑥찜질이 행운을 불러올 수 있는 것은 단순한
찜질요법 하나가 중심 에너지를 자리잡게 할 수 있고, 또 열에너지
를 증폭시켜 생기를 끌어들일 수 있는 흡인력을 키워주기 때문이
다. 이로 인하여 몸 속의 혈액이 뜨거워지고 양기가 많아져서 활력
이 넘쳐난다.

전신에 에너지 파장이 증폭되어 광채가 생기고 오로라 층이 밝
고 단단하게 형성되면 불행이 들어올 틈바구니가 없다. 간단한 방
법 하나가 인생을 바꿀 수 있다는 말이다. 그러니 넋 놓고 아무것도
하지 않는 것보다 무엇인가 자기 자신을 위하여 행하는 것이 좋고,
그 하고 있는 일이 어느 곳으로 기울어지는 일이 아니고 중심을 세
우는 일이라면 그것이 곧 복을 부르는 법이다.

쑥찜질이나 자연요법 등으로 아랫배를 덥히는 것은 중심을 세

우는 것과 똑같은 일이니 그것이 비록 작고 가벼운 일이지만 그 효과는 엄청나게 큰 행운을 불러온다. 쑥찜질과 자연요법으로 아랫배를 덥히는 요령은 다음과 같다.

☯ 쑥찜질 하는 요령

약국용으로 판매하는 쑥찜질팩이 있는데 그것을 사용법에 따라 아랫배에 붙이면 된다. 보통 12시간용인데 간편하면서도 효과적이다. 다른 방법으로는 강화

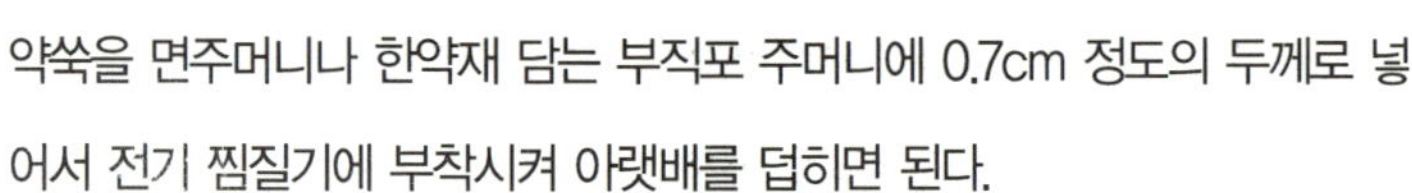

약쑥을 면주머니나 한약재 담는 부직포 주머니에 0.7cm 정도의 두께로 넣어서 전기 찜질기에 부착시켜 아랫배를 덥히면 된다.

☯ 아랫배 덥히는 자연요법

쑥, 마늘, 생강을 달여서 수시로 복용한다. 마늘 한 접, 생강 1kg, 쑥 300g을 함께 넣어 달여서 20~25일 정도로 복용한다.

단, 열이 많은 화체 혈열인일 때 열이 위로 상기하여 상열하한을 일으키면 가슴이 답답하고 손발이 싸늘하게 차가워지며 식은땀을 계속 흘리고 불면과 요통에 시달리게 되므로 주의한다.

이런 사람의 아랫배 차가움증은 이 방법으로 치유할 수 없다. 이때에는 익모초, 구절초, 인진쑥을 먹어야 된다. 구절초 600g, 익모초 400g, 인진쑥 300g을 함께 달여서 20~25일 정도 복용하는 것이 적당하다.

   운명을 바꿔주는 숨은 건강법

에너지 층을
단단하게
만들어라

누구나 다 에너지의 오로라 층을 형성하고 있다. 그런데 타인으로부터 쉽게 공격당하고 무시당하고 경원당한다면 그 사람은 에너지 보호막에 구멍이 생겼거나 보호막이 너무 얇거나 보호막의 에너지가 힘이 없어 검푸른 기운을 띄고 있기 때문이다.

사람이 작게 생겨도 태산과 같은 위압감을 느끼게 하는 사람이 있다. 기품이 넘치고 무게가 느껴지며 감히 쉽게 접근할 수 없는 사람이 있다. 이러한 경우에는 기가 튼실하게 맺혀 있는 사람이다. 기 에너지 파장이 오로라 층을 강하게 형성하여 분홍빛과 연초록 그리고 황금빛 광채를 가장 많이 발산하고 있기 때문이다.

이와는 반대로 항상 사건·사고가 많고 사업이 잘 안 되며, 하는 일마다 틀어지는 사람은 에너지 층이 얇고 검붉고 검푸른 기운을 띄고 있다.

불행이 다가오지 못하게 하려면 에너지 층을 더욱 단단하게 밝고 빛나게 만들어야 한다.

자신의 보호막을 튼튼히 하려면 기를 맺히게 해야 한다. 기를 맺히게 하려면 정신력의 결집이 필요하다. 기 에너지는 정신력이 쌓여서 생기는 것이다. 산만한 정신을 모으고 끝없이 솟아오르는 공상과 잡념과 상념을 멀리하기를 애쓰며 정신을 하나로 모으는 훈련을 꾸준히 해야 한다.

이와 더불어 중심력을 결집시켜 중심에너지를 기르도록 힘써야 한다. 정신력을 중심에너지로 전환시켜 중심력을 키우면 사람이 갑자기 달라진다. 무게가 있고 기품이 있어 보이고 밝은 얼굴과 에너지 층의 황금빛 광채가 생겨 저절로 행운이 따르고 복이 굴러 들어온다.

기를 맺히게 하는 또 다른 방법으로는 마음을 밝고 긍정적으로 가지는 것이다. 우울과 슬픔과 분노와 짜증이 일어나지 않게 하고 생겨나면 돌려서 흘려보내고 즐겁고 기쁜 마음을 오래도록 유지하려고 애쓰는 마음이 지속되면 기의 결집이 일어나서 에너지 층이 강화되고 오로라가 밝은 황금빛으로 빛이 난다.

중심력을 키워라

행복과 불행에서 가장 중요한 위치에 있는 것이 중심력이다. 중심력이 무너지는 순간 에너지장이 깨어지기 때문이다. 그것은 중심력에 의해 맺혀 있던 기가 흩어져서 에너지 파워가 사라지기 때문이다.

중심력 형성에 가장 중요한 부분은 에너지 파워를 얻는 데 있다. 중심력을 세워 힘과 능력이 커지면 자기 자신이 스스로 운을 돌리는 주인공이 된다. 쉽게 주위의 자극을 받아서 이리저리 끌려다니는 일이 없게 된다.

사건·사고와 불행은 마음이 중심을 지키지 못하고 어디론가 끌려다니기 때문이다. 중심력을 키웠을 때 좋은 점은 마음이 한없이 편안해진다는 사실이다. 또 에너지가 증폭되니 마음이 밝고 즐겁다는 것이 두 번째요, 세 번째는 힘과 능력이 생겨서 행하는 일과 사업들이 잘 이루어진다는 점이다. 따라서 중심을 세워 중심력을 키우면 기가 스스로 안정되어 불행이 사라지고 좋은 기운과 좋은 일들이 생겨난다. 중심법에는 몸을 지키는 중심법과 마음을 지키는 중심법으로 나눌 수 있다. 자세한 내용은 중심법을 다루는 장에서 설명하기로 하고 지금은 간략하게 소개한다.

▶ **몸의 중심법**은 내쉬는 날숨에 정신을 집중하는 방법이 가장 쉽고 효과적인 방법에 속한다.

▶ **마음의 중심법**은 성질과 성정에 따라 기울어지려고 하는 마음의 균형을 바로잡으려고 각성하는 정신력, 그것이 곧 마음의 중심법에 속한다.

또 일상생활 속에서 어떤 일에 정신을 집중시켜 마음의 균형을 조절하는 중심법이 있고, 수행인이 가장 흔하게 쓰는 방법으로 화두 또는 주문을 통해 정신력을 모아 마음의 균형을 유지하려는 중심법이 있다. 중심법에서 가장 중요한 것은 정신력의 응집이고 응집된 정신력에 의해서 열에너지가 쌓여서 힘과 능력이 생겨야만 제대로 된 중심법이라 할 수 있다.

따라서 중심법을 행한다고 해도 집중력이 약해서 정신력의 응집이 없고 응집된 결과가 나타나지 않으면 중심법이 될 수 없다.

원심력을 키워라

원심력과 원심법도 처음부터 마지막 장까지 거론해야 할 내용이니 간략하게 시작하기로 한다.

원심법은 원을 돌려서 원심력을 생기게 하여 개체의 기울어진 성질을 바로잡으려고 하는 방법을 말한다.

모든 사건·사고, 사업, 취직 등의 실패, 불운, 불행은 자신이 가지고 있는 기운이 어느 한 쪽으로 기울기가 심하게 일어나서 생기게 되는 것이다. 그렇게 한 쪽으로 쏠린 기운을 바로잡으려고 하는 노력을 원심법이라 한다.

무방 원심법을 줄여서 원심법이라 부른다. 무방 원심법이란 방을 없애는 원심법이란 뜻이다. 방이란 사방팔방 할 때 각진 모서리를 방이라 부르고 그 각진 모서리가 둥글지 못하니 자기 개체적인 성향과 성질에 있어 모난 행동, 모난 성질을 내어 기울기를 일으키고 그래서 불행을 초래하게 된다.

따라서 모난 모서리를 없애 둥글게 만드는 것이 무방이요, 원심법이다. 원심법을 행하여 원심력을 키울수록 각자 개개인이 가지고 있는 모난 성정이 점점 줄어들어 둥글고 원만하게 되며, 원심력이 강화될수록 개체의 기울기가 사라져서 원광이 생기고 행운이 깃들게 된다.

원심법의 성취는 원심력을 키워서 원광을 일으키는 데 있다. 원심력을 키우는 원심법은 이미 구체적인 방법이 정해져 있다. 해탈무, 간원무, 육맥공, 대원공, 기공침이 바로 원심법의 핵심부분에 속한다. (수련법 참조)

 운명을 바꿔주는 숨은 건강법

얼굴을
펴고 웃어라

대단히 큰일이 벌어진 것도 아닌 데 얼굴 근육을 긴장시키고 얼굴을 딱딱하게 만들고 얼굴을 초조하게 하고 얼굴을 찡그리고 한숨을 쉬면서 살아가는 사람들이 있다. 이유를 물어보면 본인 당사자의 문제도 아니다. 자식의 문제, 남편의 문제, 아내의 문제, 그 외 가족과 친척, 친구의 문제가 대부분이다.

이러한 경우에는 누구를 어떻게 변화시키기 전에 내 자신부터 바꾸어야 한다. 내가 먼저 밝아져야 남을 변화시킬 수 있는 능력을 얻게 된다. "자죄를 미탈하면 타죄는 불속이다."라는 말이 있다. 즉 자신의 허물을 못 벗으면 남의 허물도 벗겨 줄 수 없다는 말이다. 특히 가족의 경우에는 말로써 어떻게 바꾸려 하는 것은 통하지 않는다. 달라진 얼굴 모습, 달라진 기운, 변화된 행동만이 가족을 운이 좋은 방향으로 이끌 수 있다.

얼굴을 찡그리고 얼굴 표정을 딱딱하게 하고 싸늘한 모습을 하고 있는 것은 잘못된 버릇이요, 습관이다. 그러한 사람은 성정과 기운과 체질이 시켜서 자신도 잘 의식하지 못하는 사이에 그러한 표정을 짓게 되는 것이다. 서늘한 기운과 냉기가 얼굴을 찌푸리게 하고 쌀쌀한 표정을 짓게 만든다. 불행이 오는 것은 사람들이 가까이 다가서지 않고 점점 멀어지는 데 있다. 큰 착각 속에 빠져 있는 사람이 아니라면 찌푸리고 싸늘하게 굳어 있으면 사람들이 가까이 올 수 없다는 사실을 금방 깨달을 수 있다.

냉기가 많고 싸늘한 기운이 많으면 그것을 바꾸고 돌리기 위해 몸으로, 마음으로 따뜻한 기운을 끌어들여야 한다. 우선 따뜻한 감정을 가지려고 노력하고 즐거운 기분을 끌어내기 위한 노력을 해야 한다. 그리고 따뜻한 음식물을 섭취하고 아랫배를 덥혀주는 것은 필수적으로 해야 한다.

정신을 모으고 애를 쓰고 노력을 하면 고미가 생기고 고미는 열을 일으키고 열에너지는 결국 얼굴을 환하게 만든다. 열기를 잘 간직하고 즐거운 마음으로 지내다보면 얼굴이 밝게 펴지고 얼굴에 온화한 미소가 흐르고 웃음꽃이 피어난다. 웃는 얼굴, 웃는 모습은 사람들의 마음을 즐겁게 한다. 웃음이 많아지고 웃는 얼굴로 사람들을 즐겁게 하는 일이 자꾸 많아지고 그것이 계속 쌓이기 시작하면 복밭이 일구어지게 되고 언젠가는 큰 수확의 기쁨을 맛볼 수 있다.

따라서 얼굴을 펴고 웃는 것은 복밭을 마련하는 것이요, 남을 기쁘게 할 줄 아는 마음은 복밭을 일구는 행위이다.

설혹 훗날에 보답이 없을지라도 이미 즐거운 마음으로 충분한 보상을 받은 것이다.

나쁜 기운은
돌려라

자기 자신의 나쁜 습관에 의해 복이 달아
나는 경우가 흔하게 일어난다. 대표적인 나쁜 습관은 다음과 같다.

☯ 화를 내거나 짜증을 부리는 습관

화를 내게 되면 그것을 받아야 하는 대상이 생기니 화를 자주
내게 되면 주위 사람들이 다 떠나게 되어 도움 받을 사람이 없으니
불행하게 되는 것이다.

속에서 화가 치밀어 오르는 것은 간열이 많기 때문이다. 미나
리, 돈나물, 신선초, 케일, 알로에 같은 신선한 채소를 섭취하면 효
과가 있다. 연근, 죽순, 오이 같은 이뇨를 잘하는 식품을 섭취해도
효과를 볼 수 있다.

☯ 거짓말을 잘하는 습관

거짓말을 습관적으로 하게 되면 그것은 자신을 망치는 무서운 독과 같은 것으로 변한다. 사회적 신용을 밑바닥으로 떨어뜨리고 자기 가치를 제로 상태로 만드는 것이 거짓말이다. 거짓말이 입에 붙으면 사회생활이 불가능하게 되어 밑바닥 인생으로 전락하기 쉽다.

문제는 거짓말을 하는 사람의 심성이 음흉하거나 사악하거나 표독하지 않다는 데 있다. 그런데 거짓말을 해서 돌아오는 대가는 너무나 혹독하다. 거짓말을 하는 사람의 심성과 의도는 남에게 잘 보이기 위해서 거짓말을 시작하게 되는 것이다.

애써 노력해서 남에게 잘 보여야 하는데 그것은 힘이 드는 일이고 거짓말을 해서 몇 번 통과하면 노력하는 쪽보다 거짓말하는 쪽으로 습관이 붙는다.

거짓말하는 사람은 강인함이 부족하고 지구력과 인내력이 부족한 사람이니 평소에 따뜻한 성질이 많은 음식물을 자꾸 섭취하고 운동을 꾸준히 하여 체력을 단련하는 것이 거짓말하는 습관을 고칠 수 있는 길이다. 무언가 보람과 자기 긍지를 느끼기 시작해야 거짓말을 멈출 수 있는 것이다.

게으른 성정과 게으른 습관

나태함은 시간을 잡아먹고 의욕을 상실시키고 꿈과 희망을 빼앗아가는 무서운 적이다. 게으른 사람의 마크는 '허허허' 웃음이다. 이 허허허 웃음으로써 자기의 나태함과 자신의 무능함과 그로 인해 생기는 모든 곤란함을 모면하려는 술책을 쓴다. 마치 세상을 달관한 도사인 양 허허허… 이는 모든 것을 초월한 것처럼 보이지만 그것은 자신의 나태함으로 인하여 그 어떤 것도 이루지 못한 공허를 감추기 위한 외면의 포장이다.

나태한 자는 거꾸로 돌아가는 시계를 쥐고 있는 것과 같다. 모든 사람들이 부지런히 전진하여 무언가 성취하여 꽃을 피우고 열매를 수확하는 데 나태한 자는 뭉그적거리고 있으니 점점 뒤처지게 되고 시간이 흐를수록 까마득히 멀어지니 남들과 경쟁할 엄두를 못 내고 점점 더 나태해진다.

게으른 병을 고치기 위해서는 매운 음식을 먹고 사우나를 자주하여 땀을 빼는 것이 최고다. 매운 음식을 자주 먹고 땀을 적당히 빼서 몸을 가볍게 하면 활동하고 싶은 의욕이 생긴다.

☯ 조급하고 성급하고 허겁지겁하는 마음

시작은 허겁지겁 큰일을 낼 것처럼 시작해서 용두사미가 되고 마는 사람, 먹은 마음이 작심삼일이 되어 풀어지는 사람, 이러한 사람들은 허겁지겁하는 조급한 마음이 있기 때문이다. 조급하고 성급한 마음은 어떤 일을 선택하고 결정함에 있어 자주 실수를 저지른다. 인생의 대부분은 선택과 결정에 달려있다. 조그마한 일도 결정하고 선택해야 한다. 뻔한 일을 심사숙고하고 뭉그적거리면 답답한 노릇이지만 너무 즉흥적으로, 감정적으로 생각해보지도 않고 결정하는 것도 조급하고 성급한 행동이다.

이러한 사람이 물건 흥정을 하면 항상 손해를 보고 물건을 사게 되어 있다. 그리고 감정적으로 처리해서는 안 되는 일들이 너무나 많다. 생각과 검증의 확인을 필요로 하는 일들이 너무도 많다. 고스톱을 쳐도 낙장불입이 있고 바둑을 두어도 일수불퇴란 말이 있다. 먼저 행동하거나 답을 말해놓고 나서 그것이 틀리면 다시 주워 담을 수 없으니, 자신이 행하는 일이 정답인지 아닌지 확인하는 순서가 필요하다.

마음이 성급하고 조급한 것은 두 가지 이유가 있기 때문이다. 양기가 부족한 사람은 한기로부터 양기를 빨리 탈출시키고 싶어한다. 그래서 성정이 조급해지는 것이다. 공포심은 방광의 태양한수에서 비롯하는 데 공포심에서 빨리 벗어나려는 것이 희열을 구하는 것이고, 한수에서 태양의 양기를 급급하게 끌어내려고 서두르는 것이 바로 조급한 성정이다.

또 다른 이유로 열이 많은 사람은 그 열을 잡아주는 중심이 깨어져 열이 위로 떠올라서 상열하한을 일으킨 경우이다. 이때에는 열이 위로 폭주하여 자제력이 약해지고 매사에 조급하고 성급해지는 것이다. 열이 많아 성급해지는 경우에는 음기를 보충해야 한다. 해산물과 신선한 야채, 특히 오이, 죽순, 연근, 쥐눈이콩, 수수, 차조, 전복, 굴이 좋다. 양기가 적어 조급한 사람은 생강, 마늘, 계피, 쑥을 자주 섭취하면서 아랫배에 쑥찜질을 하면 효과가 좋다. 그리고 원심법과 중심법을 활용하는 것이 좋다.

> **모든 불행은 나쁜 습관과 한 쪽으로 쏠린 기운 때문인데 이것을 바로 잡으려고 노력하면 행운이 점점 가까이 다가오게 된다.**

에너지를 모아라

열심히 일을 해서 그 노력의 대가가 전혀 없이 공수로 끝이 나면 마음이 허탈하다. 하루종일 땡볕에서 땀을 흘리고 몸이 소금에 절인 듯 파김치가 되어도 임금을 받아들고 생활용품을 사서 집으로 돌아가는 마음은 한없이 상쾌하다. 숨이 턱까지 차오르는 땡볕에서 죽을 고생을 해서 일을 했는데 그 에너지가 되돌아오지 않고 고스란히 날아가버리면 속이 심하게 쓰리고 거북해진다.

길흉화복, 희비애락은 결국 에너지 충족과 에너지 실기에 기인할 뿐이다. 기쁨과 슬픔, 즐거움과 괴로움, 환희와 고통… 이 모든 것은 에너지 변화의 차이에서 비롯한다.

주역에서는 기쁨을 연못으로 표현한다. 연못은 둑을 막아 물을 모았으니 에너지를 축적해 놓은 것이고 그것이 기쁨이라는 것이다. 가령 7년 동안 온갖 고생을 하여 사금을 채취하여 가죽 주머니에 가득 채워서 즐거운 마음으로 고향으로 돌아가다가 도적을 만나서 몽땅 잃어버렸을 경우 마음이 허탈하고 괴로운 것은 현실적으로는 금을 잃어버린 것이지만 내용은 7년 동안 노력한 에너지가 사라진 결과를 낳아 괴로운 것이다. 이처럼 에너지가 헛되이 낭비되고 흩어질 때 기분이 상하는 것이다.

따라서 인간의 감정과 성질과 성정은 에너지 상태에 따라 수시로 달라진다. 인간의 심리상태를 좌우하고 그것을 조절하는 중심 위치에 놓여 있는 것은 열에너지이다. 늘 우울증에 시달리는 사람은 성정이 뜨겁고 활달하고 열이 많아 피가 끓는 진취적인 사람이 아니다. 이와는 반대의 사람이다. 열에너지가 없어서 소심하고 무기력하고 모든 의욕이 상실되어 있고 꿈과 희망이 없어 삶의 즐거움과 삶의 의미와 재미를 느끼지 못하여 죽고 싶다는 생각이 자주 일어나는 것이 우울증이다.

우울증은 즐거움을 지속적으로 유지할 수 없는 데서 생기는 에너지 실기로 인한 허탈현상이다. 열에너지가 약하면 공허감이 생기고 그것이 지속되면 마음이 우울하게 변하기 때문이다. 또 근심·걱정을 지나치게 많이 하는 사람도 열에너지가 부족한 사람이다. 열이 많은 사람은 생각이 단순하다. 자리에 누우면 금방 잠드는 사람은 생각이 적은 사람이고 열이 많은 사람에 해당된다.

그런 반면 잠자리에 누워서 몇 시간씩 잠을 자지 못하고 공상을 하거나 잡념에 시달리는 사람은 열에너지가 허약한 사람이고, 심한 불면에 시달리는 사람은 에너지의 중심이 흩어져서 상기증이 생긴 경우에 해당된다. 심한 불면증에 시달리고 생각을 멈출 수 없

어 마음이 산란한 사람은 중심이 무너지고 기울기가 심화된 사람
이니 중심법과 원심법으로 다스려 주어야 한다.

생각은 하면 할수록 열에너지를 소모한다. 따라서 생각이 적을
수록 열에너지가 쌓인다. 열에너지가 쌓여서 아랫배가 따뜻하고
뜨거운 기운이 온몸을 덥히면 마음은 저절로 즐거워진다. 기쁨과
희열, 즐거움이 지속될 수 있는 것은 열에너지가 마음을 따뜻하게
달구어 주기 때문이다. 열에너지가 사라져 마음이 싸늘하게 식어
버리면 냉기가 들어오고 이러한 냉기는 마음을 우울하게 하고 초
조하게 하고 슬프게 하고 근심 · 걱정을 하게 만든다.

따라서 기쁨과 즐거움은 열에너지에서 비롯되니 에너지 낭비를 줄
이고 에너지를 모으는 것이 행운을 부르고 복을 끌어당기는 가장 효
과적인 방법이다.

 운명을 바꿔주는 숨은 건강법

잘 즐겨야 복을 받는다

인생살이가 고통이라고 하고, 사는 것이 지옥이라고 하지만 그래도 사는 것이 죽는 것보다 행복한 것은 당연한 얘기이다. 개똥밭에 굴러도 이승이 낫다는 속담이 있는 것처럼 그래도 산다는 것은 생을 감각하는 의미 있는 시간이다.

어느 시인이 이런 말을 했다. "오늘이란 어느 죽어가는 환자가 그토록 바라고 꿈을 꾸던 내일이었다."라는 말처럼 오늘 살아있고 오늘 삶을 만끽한다는 것은 참으로 행복하다는 사실을 알아야 한다. 산다는 것은 신비이고 축복이다. 인간의 삶이 울고, 웃고, 사랑하고, 미워하고, 화를 내거나 슬퍼하기도 하지만 모든 인간이 공통적으로 추구하고 다가가는 곳은 즐거움을 향해서이다. 산다는 것은 고통을 위해서가 아니라 즐거움을 위해서이고, 곧 즐기기 위해서 사는 것이다. 어떤 사상과 철학과 이념으로 무슨 소리를 하더라도 즐김을 위한 삶이 아니라면 삶의 고통을 기꺼이 받아들이는 사람들이 과연 있을까?

산다는 것이 즐김을 위한 것이라면 어떻게 즐기느냐에 따라 그 사람의 품격과 행·불행의 척도가 결정된다고 본다. 마냥 즐거울 수만 있으면 좋은 데 현실은 그렇지 못하다. 자동차가 달리기 위해서는 기름이 필요하듯 즐거워하는 데에도 열에너지를 태워야 즐거워할 수 있다. 즐거움을 오래도록 유지하기 위해서는 많은 열에너지를 필요로 하기에 에너지 관리를 보다 효율적으로 해야 한다.

즐김의 기술이란 기쁨과 즐거워하는 마음을 통해서 에너지를 태우기만 하는 것이 아니라 오히려 에너지를 얻어내서 허탈에 빠지지 않고 더욱 에너지의 증대를 가져오는 것을 말한다.

복이 많다는 것은 감정의 기복이 없이 한결같이 밝은 얼굴과 편안하고 즐거운 모습을 유지하고 언제까지나 쾌활함을 잃어버리지 않는 것이다.

그렇게 오래도록 즐거움과 쾌활함을 잃어버리지 않는 것은 많은 수양과 노력과 기술이 필요하다. 즐김의 기술이란 적절하게 넘치지 않게 즐겨야 후유증을 앓지 않는다는 말이다. 그런데 문제는 애벌레가 나무 위로 계속 올라가는 것을 멈추지 않듯이 인간도 즐거움과 쾌락을 향해 달려가는 발걸음을 쉽게 멈추기가 어렵다는 사실이다. 마치 내리막길을 달려가는 자동차의 브레이크가 고장난 것처럼 위험한 상황에 놓여있다.

즐거움은 인간이 추구하는 가장 큰 관심사이지만 장미에 가시가 있듯이 즐거움에도 맹독이 있다. 그 까닭은 즐거워하는 데에도 즐거워 할 재료가 있어야 즐거움을 유지할 수 있다는 것이다. 즉 열에너지란 재료를 태워야만 계속 즐거워 할 수 있기 때문이다.

  운명을 바꿔주는 숨은 건강법

그러한 까닭에 가벼운 즐김, 적당한 쾌락은 에너지의 원상복구, 재충전이 쉽게 되지만 즐거움을 향해 끝없이 달려가면 브레이크를 밟지 않고 내리막길을 달리는 것과 같아 결국은 어느 구석에 처박히게 되어있다. 즉 에너지 고갈현상이 일어나 심각한 후유증을 겪게 된다. 그 대표적인 예가 술이다. 술은 적당히 마실 수만 있으면 그대로 약이 된다. 그 적당히란 한 잔에서 석 잔까지이다. 술이란 알코올이고 알코올은 그대로 열에너지이다. 이 열에너지를 마시면 금방 즐거워질 수 있는 것은 열에너지가 결국 즐거움의 재료라는 것을 그대로 반증하는 것이다.

알코올은 열에너지이지만 그것이 몸 속에 많이 들어오면 내부에 있는 열에너지까지 함께 끌어다 태워버리므로 급격한 에너지 고갈현상이 일어나고 과음한 후에는 그 이튿날 숙취로 인하여 심각한 후유증을 앓게 된다. 두통, 속쓰림, 무기력증의 괴로움을 겪게 되고 그것이 다 풀어질 때까지 3일에서 5일까지는 육체적 스트레스를 받게 되어있다. 하룻밤 즐겁기 위해서 5일 동안 육체적 고통과 스트레스를 받는다면 멀리 내다보고 먼 훗날을 생각해 볼 것도 없이 지금이 바로 복을 깎는 것이요, 이 자체가 바로 불행이다.

술과 유사한 성질을 가지고 있는 것이 도박이다. 술이 한두 잔 혹은 몇 잔 정도로 그치면 즐겁지만 그 이상이면 독이 되듯이 화투나 카드놀이도 가벼운 오락이면 마음을 즐겁게 하고 스트레스를 푸는 오락이지만 시간이 길어질수록 즐거운 놀이가 아니라 마음을 상하게 하고 열에너지를 갉아먹는 독충으로 변해버린다.

화투나 카드놀이는 시간이 경과됨에 따라 경쟁이 극심한 게임이니 그 자체로서 에너지 소모가 심각하다. 뿐만 아니라 게임에서 이기게 되면 에너지 공급과 충전을 받을 수 있지만 지게 되면 기분 이 상하게 되고 에너지 소모가 심하게 일어나 심리적·육체적으로 크게 스트레스가 생긴다.

그런데 도박게임이라는 것이 열 명이 해도 자리를 털고 일어설 때 따는 사람은 한 사람이요, 나머지 아홉은 잃은 사람이니 결국은 도박하는 사람들은 모두가 심각한 후유증을 앓게 되어 있다. 이겼 다, 졌다 하는 사이에 생기는 에너지 소모와 육체적·심리적 스트 레스는 결국 인성을 파괴시키고 사람을 폐인으로 몰고 가서 육체 적으로도 심각한 손상을 안긴다. 그것은 꿀을 먹으려다 꿀통에 빠 져 죽는 개미와 다를 바가 없다.

> 행복과 불행은 즐거움을 누리고 즐기는 자세와 기술에 달려있다. 행복을 누릴 줄 아는 사람은 즐거움과 밝은 마음을 기술적으로 잘 유지하는 사람이다. 반대로 불행한 사람은 즐거움을 급급하게 구하니 에너지 소모가 극심해지고 즐거움에 허겁지겁하니 음식을 먹다가 꼭 체한 것처럼 에너지 공급이 막혀서 괴로워지게 되고 이것이 곧 불행으로 이어진다.

즐거움 앞에서 허겁지겁하지 않아야 복을 누릴 수 있다. 편한 쪽으로 달려가는 것, 즐거움과 함께 달려가는 것, 이것을 기술적으 로 잘 조율해야 오래도록 복록을 누릴 수 있다.

요즘은 많은 젊은이들이 PC방을 드나든다. 오락게임을 30분 정도 하는 것은 스트레스를 푸는 데 도움이 될 수 있다. 그런데 밤을 새워 오락게임을 하는 것은 즐거움을 향해 달려가는 것이 아니라 육체를 학대하고 정력을 낭비하는 것이다. 육체를 심각하게 학대하는 것을 증명이라도 하듯 가끔씩 오락게임을 하다 죽는 사고가 발생하기도 한다. 잠을 자지 않고 컵라면만 먹어가며 3일씩 컴퓨터게임을 하니 심장마비에 걸리지 않으면 그것이 비정상이다.

에너지 낭비와 에너지 고갈을 부추기는 장소는 전국적으로 산재해 있다. 수많은 술집들, 그와 유사한 유흥업소, 음성 도박장, 카지노장, 경마장, 경륜장, 스크린 경마장, 바다이야기, 스크린 낚시터, PC방 등 고개만 돌리면 즐거움을 부추기고 에너지 고갈을 불러일으킬 수 있는 장소가 너무나 많이 널려있다.

이러한 환경 속에서 자신을 지키려면 슬기로운 처신이 필요하다. 내 몸의 에너지를 잘 지키려면 아랫배에 쑥찜질을 하고 중심법과 원심법을 활용하는 것이 좋다. 취미생활이 조금이라도 지나치면 중독현상으로 이어진다. 쇼핑중독, 명품중독, 게임중독, 약물중독, 알코올중독, 도박중독, 니코틴중독 등… 기타 모든 중독들이 몸과 마음을 황폐하게 만들고 생활을 무기력하게 만들고 결국 불행을 몰고 와서 마음을 우울하고 괴로움과 고통 속으로 몰아넣는다. **그러니 행복은 즐거움을 허겁지겁 찾지 아니하고 에너지를 잘 지켜서 즐거움을 잘 가꾸고 잘 누리는 데 있다.**

에너지를
아껴라

에너지를 모으는 것보다는 더욱 중요한 것은 에너지를 아끼고 낭비하지 않는 것이다. 열심히 에너지를 많이 모아놓아도 헛되이 낭비해버리면 무슨 소용이 있으랴!

즐거움을 급급하게 찾는 것만 에너지를 낭비하는 것이 아니다. 에너지가 불필요하게 새어나가는 경우가 너무나 많다. 에너지가 새는 곳을 잘 찾아 에너지 낭비를 줄이고 에너지를 아끼면 그로 인하여 마음이 즐거워지기 시작하고 기쁨의 밝은 미소는 복을 불러들이는 날갯짓이 된다.

우리 몸의 에너지는 육체적 활동에 의해서도 소모되지만 정신을 씀으로 해서 더욱 많이 소모된다. 육체적으로 소모된 에너지는 음식물로서는 공급받을 수 없고 정신에너지로서 되돌려 받아야 하는데 그것이 가능한 것은 기쁨과 희열에 의한 에너지 재충전에서만 가능한 것이다. 따라서 일상생활 속에서 에너지를 절약하고 에너지가 새어나가는 것을 막는 행위가 곧 복을 구하는 것이다. 정신을 써서 생각을 일으키면 에너지가 타게 된다. 따라서 생각을 많이 하면 할수록 많은 에너지가 소모된다.

에너지 소모가 극심한 경우는 재충전이 없이 계속 소모되는 감정에 시달릴 때이다. 그 첫 번째가 **우울한 감정**이다. 우울한 기분에 사로잡혀 그러한 기분이 지속되면 모든 재미있는 일들이 사라져버리고 하늘이 회색으로 바뀐다. 세상이 공허하고 깊은 허무감에 사로잡혀 결국은 죽고 싶은 감정에까지 몰입한다. 기쁨과 희망, 열정과 용기 이러한 것들이 내면에서 끓어 올라와야 에너지 충전이 가능한데 우울한 감정은 조그마한 열에너지의 불씨도 끌어내는 것을 가로막는다.

두 번째는 **근심 · 걱정과 초조한 감정**이다. 작은 걱정거리, 약간의 근심 · 걱정과 초조함을 드러내는 것은 생활의 양념이 될 수도 있다. 그러나 습관적으로 달고 사는 근심 · 걱정, 지나친 초조함은 정신에너지를 갉아먹고 열에너지를 낭비하는 주범이 된다. 초조함은 정신 근육을 긴장시키므로 더욱 많은 열에너지를 소모시키고 간의 피로를 가장 많이 축적시킨다. 또한 근심 · 걱정은 생각을 끊임없이 일으켜서 정신에너지를 태우니 에너지 낭비를 심하게 부추긴다.

세 번째는 **괴로워하는 감정**이다. 자신을 되돌아보는 반성, 실수한 부분에 대한 후회와 자책 등은 스스로의 성장을 위한 채찍질이 될 수 있지만 그것은 자신을 점검하고 반성하는 수준으로 그쳐야 한다. 그런데 생각을 멈추지 못하여 밤을 새워 고심하고 몇 날 며칠을 괴로워한다면 몸을 싸고 있는 에너지 층의 균형에 충격이 생기고 균열이 생겨 에너지 보호막에 이상이 온다.

네 번째는 **슬퍼하는 감정**이다. 기쁨의 반대되는 감정이 슬픔이다. 기쁨이 에너지의 재충전을 가져온다면 슬픔은 에너지 소모를 급격하게 일으키는 감정이다. 따라서 어떤 사건이 큰 슬픔을 몰고 올 수는 있지만 그렇다고 깊은 슬픔에 침몰하여 오래도록 벗어나지 못한다면 심각한 에너지 손상을 초래할 수 있다.

이상과 같이 우울하고, 초조하고, 괴롭고, 슬픈 감정들은 에너지 생산에는 전혀 도움이 되지 않고 에너지 소모와 에너지 낭비를 부추기는 감정들이니 이러한 감정들이 생기면 빨리 마음과 정신을 돌려 유쾌하고 즐거운 쪽으로 기분전환을 해야 한다.

   운명을 바꿔주는 숨은 건강법

작고 가벼운 일에도 정신을 모아라

동물의 세계를 보면 호랑이나 사자가 자신보다 약한 짐승들을 공격할 때도 최선을 다하여 공격하는 모습을 볼 수 있다. 만약 자신보다 힘이 형편없이 떨어진다 하여 건성으로 대충 공격하면 어떻게 되겠는가? 도망자의 입장에서는 힘이 미약해도 잡히면 죽어야 할 운명이니 죽을 힘을 다해 죽기 살기로 도망갈 것이다.

그런데 공격자의 입장이라고 해서 못 잡아도 그만인 것으로 끝나고 마는가? 공격자의 입장이라고 해서 도망자와 별로 다를 것이 없다. 왜냐하면 건성이 아니더라도 몇 번의 공격이 실패로 돌아가면 몸 속의 에너지가 탈진되어 더 이상 날쌘 공격을 할 수 없어 결국 먹이를 취할 수 없으니 죽어야 할 운명에 처하게 되는 것이다.

이러한 사실을 보면서 인간은 여기에서 교훈을 얻어야 할 것이다. 결국 잘살고 못살고, 행복하고 불행한 것은 마음 쓰기에 달린

것이다. 작고 가벼운 일에도 정신을 모아서 최선을 다해 살아가는 사람은 반드시 성공하고 행복하게 살 수 있을 것이다.

그런데 버릇이 잘못 들여진 사람들이 많다. 매사에 모든 일을 최선을 다해 하지 않고 건성으로 하고, 정신집중을 다해 정신을 모아서 행하지 않는다. 그렇게 해서 남에게 뒤처지고 하는 일마다 실패를 해서 무능력하게 살면서 사주팔자를 탓한다. 동물로 치면 여러 번 실패를 해서 에너지를 잃어버리면 이미 죽은 목숨이다. 사람이라 하더라도 하는 일마다 계속 실패를 해서 무능력해지면 남에게 동정심이나 구하는 구차한 인생일 뿐이다.

정신을 집중해서 정신을 모으는 일, 그것은 분명 힘든 일이다. 초점 일치를 시키기 위해서 정신이 흔들리지 않게끔 노력해야 하니까 정성과 성심성의가 필요하다.

정신을 모아도 정신력의 응집이 생겨야만 에너지 환원이 일어나 에너지 재충전이 가능해지므로 어떤 일의 성패의 여부는 정신력의 응집에 달려있다.

따라서 조그마한 일도 성공하기 위해서는 정신력의 응집이 필요하다. 여기에는 정성과 절실함과 간절함이 필요하다. 목이 마를 때에는 오로지 물 생각뿐이다. 정신력을 응집시키는 것은 이와 같이 해야 한다. 즉 지독하게 해야 정신이 흐트러지지 않아 응집을 일으킬 수 있다. 정신을 응집시키기만 하면 어떤 일도 이룰 수 있다. **복을 불러들이는 방법도 정신력의 응집이 가장 수승하고 가장 빠르다.**

중심법과 원심법을 활용하면 좋은 결과를 볼 수 있다.

   운명을 바꿔주는 숨은 건강법

몸으로
살아라

요즘 사람들의 사는 모습은 점점 힘들게 살아간다. 물질적으로 조금 풍요해졌어도 마음은 더욱 찌들어 있다. 하는 일이 더욱 많아졌고 시간의 여유가 없으며 생각을 너무 많이 하고 살아간다. 생각이 많으면 피곤하다. 그래서 피곤에 지친 사람들이 너무 많은데, 이렇게 생각을 많이 하면 진이 빠지고 무기력해진다. 특히 화기와 양기가 부족하고 허약한 체질의 여성들이 끝없는 생각의 늪에 빠져서 허우적거리는 사람들이 많다.

그냥 고요히 있어도 양기와 화기가 부족하여 기분이 침울해지는데 생각을 많이 하여 우울해하고 자신을 자책하면서 괴로워하고 스스로 기분을 가라앉히면 점점 열에너지가 달아나서 회복 불능의 상태로까지 나빠질 수가 있다. 이러한 상태에서 스스로를 구하는 길은 몸으로 사는 법을 터득해야 한다. 인생은 생각해서 풀어야 할 숙제가 아니다. 생각을 내려놓고 마음을 쉬게 하고 분별을 여의어 몸이 그냥 삶을 살도록 해야 하는 것이다. 생각으로 살면 과거, 미래를 헤매는 허벙다리 인생을 살 수밖에 없다.

산다는 것은 생명의 신비를 몸으로 숨쉬는 것이다. 자연의 경이로움과 생명의 호흡을 몸으로 부풀리며 몸으로 숨결을 느끼고 몸으로 호흡해야 한다.

머리로 생각하지 말고 몸으로 태양을 향해 나아가고 꽃을 바라보고 꽃향기를 맡으며 새소리와 바람소리를 몸으로 느끼고 체험하며 감각해 보아야 한다.

몸을 깨워 감각을 각성시키면 몸이 마음이고 마음이 몸임을 느끼게 된다. 더 나아가면 자연과 몸과 마음이 하나됨을 깨우치게 된다. 그러나 그것이 뭐 대단하고 중요한 것은 아니다. 다만 머리로 사는 중심에서 몸으로 사는 중심으로 옮겨올 필요는 있다.

생각이 많으면 피곤하고, 생각이 많으면 진이 빠지고, 생각이 많으면 괴롭다. 따라서 생각이 적어야 마음이 편안하고 일찍 잠들어야 부자가 된다. 단순한 것이 오묘하고 또한 마음을 편안하게 만든다. 복이 많은 사람일수록 생각이 적고 단순 명쾌하며 머리보다 몸 쪽으로 중심이 옮겨 와있다. 몸 쪽에 중심이 있으니 생각에너지, 정신에너지의 낭비가 적어 온몸에 기운이 꽉 차오르게 된다. 따라서 저절로 기분이 좋아져 마음이 즐겁게 되고 마음이 환하게 밝아져 정신력이 좋아지며 웃는 얼굴, 밝은 기상, 즐거운 마음으로 복을 부르게 된다.

chapter 3

얼굴이 예뻐지는 놀라운 비법

손바닥을
마주 비벼
얼굴을 문지른다

손바닥을 마주 비비기 전에 책상다리를 해서 앉거나 의자에 등을 붙이고 앉아서 내쉬는 날숨을 길게 내쉰다. 손바닥을 마주 비벼 얼굴 문지르는 요령은 다음과 같다.

- 날숨을 5분 정도 길게 내쉬면 아랫배 단전으로 기가 들어간다.
- 5분 정도 날숨을 길게 내쉬어 단전에 중심을 세우면 얼굴이 밝아지기 시작한다.
- 손바닥을 마주하여 마찰하면서 힘껏 비비는데 강하게 문질러서 뜨겁게 열이 나도록 마찰하여 뜨거워진 양손을 가장 먼저 눈 위로 가져간다.
- 눈 주위로 손바닥의 열기를 전달한 뒤 양손으로 세수하듯이 얼굴 전체를 골고루 문지른다.
- 그런 다음 다시 양손을 마찰하여 뜨겁게 만든 뒤 눈 위에 가져가서 안에서 바깥쪽으로 당기듯이 문지른다.
- 눈 주위를 여러 번 바깥쪽으로 끌어당기듯이 문지른다.

• 그리고 이마를 손끝을 사용하여 끌어
  당기듯이 여러 번 안에서 밖으로
  마찰하며 끌어당긴다.
• 그 다음은 광대뼈와 볼을 그
  렇게 문지르고 점점 아래로
  내려가서 입술 주위와 턱을
  마찰하고 끌어당긴다.
• 얼굴 전체를 한 번 마사지 한 뒤
  다시 양손을 천천히 마주 비비기 시작
  해서 점점 빠르게 마찰을 강하게 하여 손바닥이 화끈화끈 열이 나도록 한 뒤
  뜨거운 기운을 얼굴에 전달한다.
• 그리고 같은 방법으로 이마에서 턱까지 안에서 밖으로 당기면서 문지른다.

☞ 이와 같은 방법으로 아침 저녁 하루 두 번씩 100일을 기준으로
  행하면 처음 시작하기 전보다 많이 예뻐진 모습을 볼 수 있을 것
  이다.

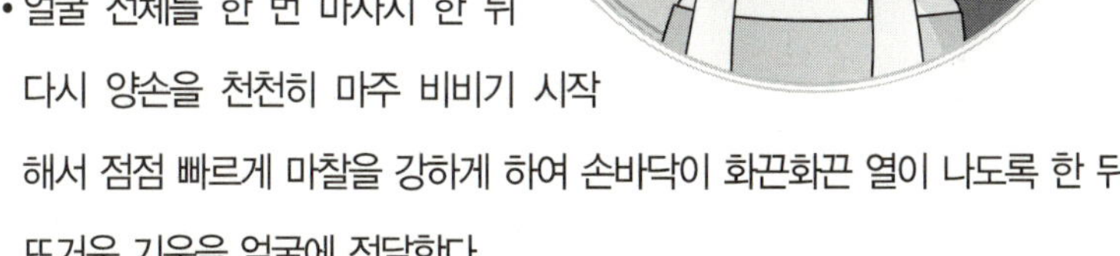

얼굴 경락을 기로써 마사지한다

의자에 앉거나 책상다리를 하고 앉아서 손목의 힘을 뺀 뒤 손을 흔들면서 시작한다. 하는 요령은 다음과 같다.

- 마음을 편안하게 하고 몸을 이완시켜서 긴장을 푼 뒤 손을 흔들면 손에 탄력과 관성이 생겨 저절로 흔들리면서 손목, 팔꿈치, 어깨 관절이 자유자재로 움직이면서 다양한 동작이 기의 힘으로 생겨 근육과 관절을 유연하게 만들어준다.
- 그렇게 5분 정도 흔들고 손끝으로 몸을 치면 갑자기 온 몸의 경락을 두드리고 싶어진다.
- 몸에 있는 경락을 두드리다가 마음으로 얼굴을 아름답게 가꾸고 싶다는 의념을 여러 차례 반복한다.
- 그러면 신기하게 손이 저절로 얼굴 쪽으로 옮겨가서 얼굴을 두드리는 데 의지와는 상관없이 손이 저절로 경락을 찾아 얼굴을 골고루 두드려준다.

• 가끔 마음속으로 '손아, 얼굴을 예쁘게 만들어다오.' 하면서 명령을 뇌에 심는다.

• 그러면 손은 얼굴 전체에 기가 골고루 통하도록 충분히 두드린 뒤 멈추게 되는데 여기에서 마무리하면 안 된다.

• 기로써 얼굴을 마사지할 것을 뇌에 명령을 강하게 심는다. 손에 기가 빠졌으면 뇌의 명령수행이 잘 전달되지 않는다. 그때에는 다시 손을 흔들고 손목을 돌려서 기가 흐르게 만든 뒤 마사지할 것을 명령하면 손이 기를 실어서 얼굴을 골고루 마사지하게 된다.

• 아침 화장을 하기 전에 기 마사지를 먼저 행한다.

☞ 3개월 정도 기 마사지를 행하면 얼굴에 광택이 나기 시작하여 가벼운 화장이 오히려 아름답게 보이게 된다.

얼굴 균형을 바로잡아야 예뻐진다

얼굴의 균형이 맞지 않아서 이미지가 흐트러져 보이고 얼굴의 좌우가 짝짝으로 보여서 아름다움이 떨어져 보이는 사람이 상당히 많다. 왜 이런 현상이 생기는 것일까? 처음부터 좌우가 서로 다른 얼굴로 태어나는 것일까? 이 같은 현상은 아주 사소한 것에서 비롯되었다고 할 수 있다. 가장 큰 이유는 음식물을 한 쪽으로만 씹는 나쁜 버릇 때문에 좌우 얼굴의 균형이 달라지게 된다. 음식물을 한 쪽 치아로만 씹으면 반대편 치아의 근육은 놀게 되고 씹는 쪽만 근육이 발달하게 되어 얼굴의 균형이 틀어지게 되는 것이다. 따라서 자신의 얼굴 모습이 좌우가 다른 사람이나 지금 현재 음식물을 한 쪽으로만 씹는 사람은 지금 당장 반대쪽으로 씹기 시작해야 한다. 그렇게 한 달 정도 반대쪽으로 씹으면 균형이 바로잡힌다. 좌우로 씹는 것 하나로 얼굴을 다른 모습으로 변하게 할 수 있으니 잘 활용해야 할 것이다.

굳어진 얼굴 근육을 부드럽게 만든다

기쁨과 즐거움을 잊어버리고 사는 사람이 있다. 얼굴에 웃음이 사라져버려 얼굴의 용모와 형태와는 상관없이 얼굴이 싸늘하게 보이고 어둡고 굳어진 얼굴을 하고 사는 사람들이 있다. 체질적으로 자기 자신을 달달 볶아서 근심·걱정을 하고 초조해 하면서 싸늘한 금기를 끌어올려 스스로의 얼굴을 등에 태산을 메고 사는 사람처럼 힘겹고 딱딱하고 생기 없는 얼굴 모습으로 만든 것이다.

이러한 사람은 자신이 왜 그렇게 하고 사는지를 모르고 살아간다. 이와 같은 얼굴을 윤택한 모습으로 바꾸기 위해서는 즐거움과 기쁨을 가슴으로 받아들이게 하면 당장 고쳐진다. 그러나 스스로 준비가 되어 있지 않기 때문에 우회적인 방법으로 다가가서 조금씩 외곽에 굳어져 있는 기운부터 끌어주어야 한다. 그 방법은 다음과 같다.

- 조금 두꺼운 면 타월을 삶아서 뜨거운 열기가 가시게 한 뒤 식기 전에 얼굴을 감싸서 얼굴에 열을 가하여 근육을 풀어준다.
- 그리고 원심법의 육맥공을 3회 행하여 손에 충분한 기를 모은 뒤에 자신의 얼굴을 향해 기를 보내어 생기를 불어넣는다. 육맥공은 아침 저녁으로 행하여 얼굴에 기를 주입시킨다.
- 그리고 난 후에 아랫배를 따뜻하게 덥힌다. 얼굴을 곱게 만드는 법 중에 아랫배를 덥히는 방법은 매우 효과가 뛰어나다. 행하는 방법은 약국용 찜질팩을 사용하여 아랫배에 붙여도 되고 전기 찜질기에 강화약쑥자루를 부착시켜서 아랫배를 덥혀도 된다.
- 이와 같은 방법을 3개월 정도 행하면 큰 효과를 볼 수 있다.

우리의 얼굴이 굳어진다는 것은 즐거워할 줄 모르고 웃을 줄 몰라서 그렇게 된 것이니 즐거움을 찾으려고 노력해야 하고 웃는 것을 연습해야 한다.

삶은 즐겁기 위해서 사는 것이지 괴로움과 고통을 위해서 사는 것이 아니다. 마음먹기에 따라 인생은 180도로 달라진다. 즐거움과 웃음을 억지로라도 구하고 의식이 그쪽으로 향하도록 노력하고 끊임없이 자기 암시를 보내서 즐거움을 향해 해바라기가 되면 얼굴뿐만이 아니라 자신의 모든 것을 바꿀 수 있다.

  운명을 바꿔주는 숨은 건강법

피부 미용에는 아랫배 쑥찜질이 최고!

얼굴의 모든 문제를 원점으로 돌려놓는 것이 아랫배 쑥찜질이다. 아랫배를 덥히는 것은 중심법 가운데 하나이다. 하복부를 따뜻하게 만드는 것은 몸의 상태를 최상의 상태로 끌어올리는 것이다. 어릴 때는 누구나 귀엽던 얼굴이 나이가 들면서 예쁜 구석이 사라지고 얼굴이 추하게 변하는 것은 성정과 성질 등으로 인하여 아랫배에 냉기가 생기거나 중심력이 약해졌기 때문이다.

얼굴 모양새가 조금 못생겨도 그것으로 타인에게 추한 모습으로 비춰지는 것은 아니다. 얼굴에 생기가 돌고 광택이 나고 광채가 영롱하게 뻗치면 용모와 상관없이 사람을 끌어당기는 매력이 생긴다. 그런데 이와는 반대로 성형을 자주 하여 인형 같은 모습으로 바꾸어 놓으면 처음에는 눈길을 끌어당기지만 그것은 잠시 잠깐의 마술쇼처럼 곧 흥미를 잃어버리고 시간이 지날수록 사람을 끌어당기는 매력을 상실하게 된다.

　사람이 추하게 보이는 것은 얼굴 모양새가 아니라 생기가 없고 기색이 죽으면 추하게 보인다. 푸르죽죽한 얼굴이나, 검푸른 얼굴, 푸석푸석 생기가 없고 누렇게 부어있는 얼굴이 추하게 보인다. 내면이 고상하고 품위가 있으면 얼굴까지 변화시키지만 마음씨가 아름다워지는 것은 당장에 이룰 수 없는 것이기에 그 대안을 참고하자.

얼굴을 아름답게 하려면 아랫배를 덥혀서 따뜻하게 만들면 얼굴에 광채가 생겨 아름다워진다. 3개월이면 주위의 칭송이 들릴 만큼 변할 것이다.

　운명을 바꿔주는 숨은 건강법

얼굴을 작게~ 만드는 방법

나이가 들어감에 따라 얼굴이 점점 커지는 사람이 있다. 좀 더 정확히 말하면 10명 중에 6~7명은 얼굴이 커지는 쪽이고, 3명 정도가 얼굴에 별 변화가 생기지 않는 쪽이다.

얼굴이 커지는 것은 두 가지 원인이 있다. 하나는 담음과 부종 때문에 얼굴이 부어서 커지는 것이고, 다른 하나는 열이 위로 많이 끓어올라 혈액과 수액이 세포를 확장시켜 얼굴이 커지게 되는 것이다. 이러한 두 가지 원인을 개선하고 해결해야만 얼굴을 작게 만들 수 있다. 얼굴을 작게 하는 방법은 다음과 같다.

- 손을 흔들어 기를 충분히 모은 뒤에 몸부터 두드려서 얼굴 쪽으로 옮겨간 뒤 얼굴을 골고루 두드린다.
- 기를 모아서 5분 이상 두드린 뒤 다시 손을 흔들어 기를 모아 얼굴을 골고루 10분 정도 마사지한다.
- 그리고 나서 반신욕을 하면 얼굴이 작아지게 하는 효과가 있다.

• 반신욕은 20~30분 정도 하는 것이 부종과 열기를 내리는 데 가장 적당한 시간이다.

또 얼굴을 작아지게 하는 방법 중에 확실하게 효과를 입증한 것은 원심법과 중심법을 수련하면서 아랫배를 쑥찜질하는 방법이다. 3개월 이상 수련한 사람들은 모두 효과를 보았다.

한편 얼굴이 부어서 커지는 것과 열이 위로 올라가서 얼굴 세포가 커지는 것은 땀을 흘리게 하는 방법과 시원하게 이뇨를 하는 것과 열을 아래로 내리는 방법으로 개선할 수 있다.

☞ 얼굴이 부어서 커질 때에는…

호장근 12g, 택사 12g, 옥수수수염 8g을 차처럼 달여서 아침 저녁으로 복용한다. (1회 분량)

☞ 열이 올라서 커지는 얼굴에는…

굴 잡곡밥과 미역국을 자주 먹는다. 굴밥을 만드는 요령은 찹쌀, 현미, 흑미, 쥐눈이콩, 수수쌀, 회색 차조 등을 넣어서 밥을 지어 뜸을 들일 때 굴을 밥 위에 얹는다. 비린내가 나지 않게 뜸을 푹 들인다. 반찬으로는 오이, 연근, 미나리, 무, 백김치, 도라지, 한천 등을 곁들인다.

지긋지긋 기미 없애는 법

갑자기 얼굴에 기미가 끼기 시작하면 흰 천에 얼룩이 묻은 것처럼 매우 보기가 추하게 느껴진다. 얼굴에서 비롯된 문제가 마음을 불편하게 만들고, 나아가 일상생활에까지 영향을 미친다. 또 화장을 진하게 하여 기미를 감추려고 하니 피부가 점점 나빠지게 된다.

기미는 얼굴 피부가 자외선에 노출되어 생기는 것으로 알려져 있다. 그리고 치료하는 방법도 매우 힘들고 난치성으로 많은 시간과 노력을 필요로 하는 질병에 속한다. 기미가 자외선에 노출되어 생기는 질병일지라도 그렇게 되기까지는 내부적인 요인이 많이 작용한다.

기미가 생기는 근본적 원인은 폐기능, 소화기능, 특히 대장의 기능이 무력해지고 아랫배에 냉기가 많이 생겼을 때 잘 나타나는 질병이다.

☞ 기미를 고치는 방법

폐와 대장의 기능을 활성화시키고 아랫배를 덥히는 것을 가장 먼저 해야 한다. 마늘 1접, 생강 2kg, 약쑥 200g, 구절초 300g, 황기 1근, 산약 300g을 2~3시간 정도 달여서 25일 정도 복용한다. 3개월 정도 행하면 효과를 본다.

그리고 아랫배를 따뜻하게 하는 쑥찜질은 꾸준하게 3개월 이상 쉬지 않고 정성을 모아야 그 보답을 받는다.

중심법과 원심법을 건강 체조로 인식하고 열심히 행해야 효과가 나타난다. 위의 방법을 행해도 심한 스트레스를 받거나 육체적으로 열에너지를 과도하게 낭비하여 몸을 탈진시키면 효과를 볼 수 없다.

　운명을 바꿔주는 숨은 건강법

얼굴 피부를 곱게 만드는 법

얼굴 피부를 곱고 밝게 만드는 방법은 중심 기능과 장 기능을 활성화시키는 방법과 얼굴에 직접적으로 팩을 하는 방법을 쓴다. 열이 많고 지성인 경우는 석결명 분말·활석 분말 각각 50g, 율무 분말 100g, 밀가루 50g, 오이 1개 넣어서 사용할 수 있는 분량만큼 혼합하여 팩을 한다. 혼합할 때는 오이즙과 약간의 물을 사용한다.

혈색이 없고 건성인 경우는 산약·당귀·황기·홍화씨 각각 50g, 행인 15g, 계란 1개를 넣어서 사용량만큼 혼합해서 쓴다.

☞ 얼굴을 곱게 만드는 자연요법

산약·당귀·황기·천궁·숙지황 각각 80g, 백작약·백자인·행인·석결명·활석 각각 36g, 백지 40g, 목향 20g, 대추 40g을 2~3시간 정도 달여서 10일 정도 복용한다. 또한 아랫배를 덥히는 것은 필수적으로 해야 한다.

여드름 얼굴 붉은 얼굴을 환하게~

여드름은 10대나 20대에 흔하게 나타날 수 있는 피부 이상이다. 대부분 위장의 열이 주요 원인이고 가끔 폐의 열이 원인이 되기도 한다.

보통 20대 중반이 지나면서 여드름은 사라지기 시작하는 데 만약 30살이 넘어서도 얼굴에 여드름이 계속 나면 여성으로서 심각한 장애가 올 수 있다. 불임, 화병, 가슴 답답증이 생기기 쉬우니 빨리 개선해 주어야 한다.

여드름에 바르는 화장품이나 연고 또는 팩을 사용하거나 기타 바르는 외용제는 치유 효과가 잘 나타나지 않고 오히려 많은 부작용이 나타날 수 있다.

여드름은 빠른 치유, 올바른 치료를 하지 않으면 푸릇푸릇한 멍 자국이 남게 되고 또 얼굴이 울룩불룩 거친 피부로 변하게 된다. 여드름과 면적은 내부적 요인에서 발생하는 것이니 그 뿌리에 해당

하는 원인인 위장의 열을 개선하지 않고는 치유효과를 기대하기
어렵다.

☞ 여드름 치유법

- 황련 6g, 황백 6g, 활석 4g(1회 복용량)을 달여서 하루 세 번 복용한다.
- 민들레 달인 물로 밥을 짓는데 흑미, 찹쌀, 쥐눈이콩, 수수쌀, 푸른 차좁
  쌀을 넣어 잡곡밥을 지어먹는다.
- 국은 미역국과 무국이 좋다.
- 반찬은 연근, 오이, 묵, 한천, 벌버리묵, 김, 청각, 해태, 도라지 등이 좋다.
- 원심법을 수련하면 더욱 효과를 볼 수 있다.

윤기 없고 검푸른 얼굴 예쁘게 가꾸기

얼굴에 반들거리는 윤기가 전혀 없고 거칠고 푸석푸석한 것은 몸 속의 뜨거운 기운이 부족해서 얼굴 쪽으로 열에너지가 충분히 공급되지 못하기 때문이다. 이러한 사람은 마음 또한 소심하여 내성적이고 마음의 기복이 심하여 근심·걱정과 초조함, 마음의 괴로움에 시달린다. 이와 같은 얼굴을 윤택한 얼굴로, 홍조를 띄는 혈색 있는 얼굴로, 가꾸기 위해서는 얼굴 쪽으로 화기가 충분히 올라갈 수 있도록 열에너지를 공급해 주어야 한다.

☞ 윤택한 얼굴로 가꾸는 방법

- 마늘 1접, 생강 2kg, 계피 600g을 달여서 25일 간 복용한다.
- 평소에 고추, 마늘, 파, 달래, 부추, 무 등을 자주 먹는다.
- 강화약쑥으로 찜질팩을 만들어 아랫배를 찜질한다.(약국용 쑥찜질팩을 사용해도 된다.)
- 원심법, 중심법을 3개월 이상 수련할 경우 95% 정도의 효과가 있다.

운명을 바꿔주는 숨은 건강법

즐거운 마음은 아름다움의 '묘약'

얼굴을 밝고 아름답게 만드는 방법으로 대부분의 사람들은 피부 마사지를 받고 있다. 이 방법이 효과가 없는 것은 아니지만 피부 속 내부에서 쏟아져 나오는 기운은 피부 마사지를 통해서 어떻게 처리할 수 있는 문제가 아니다. 얼굴은 표정과 감정을 밖으로 표출할 수 있는 육장육부의 거울과 같은 존재이다.

따라서 육장육부의 기능과 기울기와 성질이 고스란히 그대로 얼굴에 나타난다. 얼굴 마사지를 매일 하고 아랫배를 덥혀도 마음이 즐겁지 않으면 밝은 얼굴, 아름다운 얼굴을 유지할 수 가 없다.

얼굴 가꾸기에 있어서 제일 중요한 부분이 감정조절이다. 건강과 아름다운 얼굴을 오래도록 유지하기 위해서는 마음이 감정의 구속을 받지 않는 자유로운 상태를 이끌어내야 한다. 매우 어려운 얘기 같지만 실상은 그렇지 않다. 스스로 중심을 잃어버리고 감정에 휘말려 얼굴을 찌푸리고 긴장하고 얼굴을 새초롬하게 만들고 얼굴에 덕지덕지 욕심덩어리가 붙어다니게 만들어야 할 아무런 이유가 없다.

자신의 내면을 한 번 바라보라. 웃지 못할 이유가 어디 있는가? 마음이 즐겁지 못할 이유가 어디 있는가? 자청해서 매를 벌듯이 스스로 감정에 붙들려야 할 이유가 어디 있는가?

생각을 돌려서 즐거운 기분, 밝은 마음으로 살면 얼굴이 밝고 아름답게 변하는 것은 물론이요, 하는 일마다 잘 풀리게 되고 주위에 사람들이 모여들게 되어있다.

얼굴 마사지를 열심히 해서 주위의 사람들을 모여들게 할 수는 없다. 그러나 밝은 마음, 쾌활한 기분에 의해 밝아진 얼굴은 사람들을 불러모으는 매력이 있다.

 운명을 바꿔주는 숨은 건강법

마음이 밝으면
얼굴도 예뻐진다

마음이 평온하고 항상 즐거움과 기쁨이 넘치면 얼굴은 말할 수 없이 곱고 아름다운 모습을 유지할 수 있다. 얼굴 윤곽이 외형적으로 잘 생기고 못 생기고는 그렇게 많은 비중을 차지하지는 않는다. 아름다움을 결정하는 것은 외형의 윤곽이 아니라 내부에서 쏟아져 나오는 기운과 기상과 이미지가 그 사람의 얼굴 분위기를 조성하고 이미지와 인상을 만들어서 아름다움을 결정한다.

누구나 아름다운 모습으로 남고 싶어한다. 따라서 마음도 맑고 투명하게 잘 써야 한다. 그러나 자기 마음이라고 해서 마음을 자기 마음대로 자유자재로 쓰는 사람들이 과연 얼마나 되겠는가? 감정과 성질과 욕망으로부터 자유로운 사람은 많은 훈련과 정신적 수양이 쌓여 있는 사람이다. 인간이기에 비틀거리기도 하고 때로는 실수를 하기도 한다. 그렇기는 해도 자신의 행복과 아름다운 삶을 만들기 위해서는 감정과 욕망의 조절이 필요하다. 감정과 욕망에 끌려다니지 않으려면 자신을 조금 낮추고 마음의 중심을 세우는 노력을 해야 한다.

그러나 사람들은 각자 체질이 있어 이미 기울기가 진행된 상태이니 중심을 잡기가 어렵다. 폐와 대장의 기운이 강한 사람은 서늘하고 건조한 기운이 작용하여 근심 · 걱정과 긴장, 초조심이 많아 마음의 즐거움을 잃어버려서 얼굴이 딱딱하게 경직되고 혈색이 사라지고 얼굴에 회색빛이 도는 어두운 얼굴로 변한다.

간에 열이 지나치게 많아도 얼굴이 검푸르고 얼굴 표면이 울룩불룩해진다. 이러한 사람도 항상 마음 속에 화가 나고 짜증이 나고 억울해서 마음이 밝고 즐겁지 못하니 얼굴이 점점 험악하게 굳어간다. 비장과 폐에 습기가 지나치면 탐욕이 심하게 일어나서 얼굴의 윤곽을 일그러지게 만든다.

스스로의 욕심이 마음을 무겁게 만드니 본인의 마음을 어쩌지 못할 때에는 체질적으로 기울어진 성정이라는 것을 인정하고 방법을 찾아야 한다.

어떤 쪽으로 성정이 기울어지든 중심을 세우는 방법은 하복부에 중심을 세우고 마음을 모으고 정신을 집중하여 따뜻한 기운을 모으고 에너지의 중심점을 만들어 기울어진 성정을 통제해야 한다.

> **정신력과 집중력이 약한 사람은 약쑥찜질이 좋고 아울러 생강, 마늘, 익모초, 구절초, 약쑥, 구기자 등이 도움이 된다. 아랫배가 따뜻해지면 얼굴의 인상이 펴지고 얼굴이 밝고 온화해진다.**

   운명을 바꿔주는 숨은 건강법

피부 노화 예방은 에너지 관리에 있다

　　　　　　피부 세포의 노화는 영양상태의 불균형, 온도 변화의 심한 격차, 그리고 에너지 관리의 불균형에서 비롯된다. 요즘은 옛날보다 피부 노화의 진행속도가 상당히 느려진 편이다. 그 이유는 영양상태가 좋아진 까닭과 생활환경의 개선 때문이다. 굶기를 밥먹듯이 하는 시절에는 피부 세포에 영양공급이 제대로 이루어지지 않아 피부 세포가 찌그러지니 피부가 거칠고 탄력이 없었다.

　그런데 오늘날은 어떤가? 오히려 비만이 문제가 되고 피부 세포는 영양 과잉상태가 되어버렸다. 그러니 과거에 비해 피부가 윤택해지고 팽팽하고 젊어진 것만은 사실이다.

　피부 노화를 억제하는 또 하나의 이유는 생활환경의 개선과 산업기술 또는 과학기술의 발전 때문이다. 열악한 노동현장에서 해방된 것만도 커다란 행운인데 거기에다가 보너스로 냉·난방시설이 완벽한 환경 속에서 생활하니 피부 세포는 가장 최상의 조건을 만난 셈이다.

영양상태가 아무리 좋아도 온도 격차가 심한 곳에서 생활하게 되면 피부 각질화가 진행되어 피부노화가 빨리 온다. 그것을 확인하려면 나무의 나이테를 보면 금방 알 수 있다. 나무의 나이테는 나무 표면의 각질화를 의미하는 것이다. 나무는 여름철에 팽창된 세포를 가지고 있다가 겨울을 겪는 동안 외피가 냉각되어 각질화가 진행된다. 이는 나무가 자라고 세월이 흘러도 이미 손상된 세포는 원상 회복이 될 수 없고 그 흔적이 그대로 남아 흉터를 남기니 그것이 나이테의 모습으로 나타난다.

비록 먹거리 환경이 좋아지고 생활환경이 개선되어 살기에 편리해졌지만 지금도 밭농사를 많이 하는 산간지방에는 환경이 열악하기는 마찬가지이다. 특히 담배, 고추 농사를 많이 하는 지역은 자연환경에 그대로 노출돼 있어 피부 노화의 진행속도가 빠르다. 그래서 산간오지에 사는 사람들은 피부가 검고 피부에 주름이 많으며 피부가 거칠어 나이보다 더 늙어 보인다.

요즘 여성들이 기를 쓰고 농촌으로 시집을 가려 하지 않는 이유는 고생스러움과 피부가 거칠어지는 것을 꺼려하는 까닭이라고 볼 수 있다. 이러한 까닭에 여성들을 수입까지 해서 농촌 총각들을 장가보내야 하니 조금 슬픈 현실이 아닐 수 없다.

이렇듯 피부는 온도에 매우 민감하다. 너무 뜨겁거나 또는 너무 차가운 기운으로 피부를 자극하지 않으면 피부 노화의 진행을 어느 정도 늦출 수가 있다. 그리고 가장 중요한 것은 에너지 관리이다. 여기서 말하는 에너지 관리란 에너지를 쓸 때 너무 급급하게 허겁지겁 사용하여 에너지 탈진 현상이 일어나지 않도록 하는 것을 말한다.

　　인간의 삶이 즐거움을 향하여 달려가는 것이기에 자기 절제력이 부족한 사람은 즐거움을 허겁지겁 추구하여 몸 속의 모든 에너지가 고갈될 때까지 즐김을 멈추지 못하는 경우가 있다. 음주, 약물, 오락 등을 통하여 즐김을 멈추지 못하여 탈진현상을 일으키면 몸 속에 있는 전해질이 빠져나가고 탈수현상을 일으켜 피부 세포가 찌부러지고 상처가 생겨 피부 세포의 노화를 촉진시키게 된다. 그래서 자주 에너지 낭비를 심하게 하여 몸을 상하게 하는 사람은 얼굴 피부에 주름이 생기고 거칠어지며 빨리 늙는다.

chapter 4

S라인 몸매로~ 날씬해지는 법

갈비씨를 알아야 날씬해진다

살이 찌지 않아 고민하는 사람들이 있다. 하루에 여섯 끼를 먹고 그래도 배가 고파서 또 간식을 찾지만 먹은 것이 다 어디로 가는지 몸이 점점 말라가는 사람들이 있다. 이러한 사람들은 조혈인이다. 몸 속에 진액이 항상 고갈되어 사막의 바삭거리는 모래와 같다. 몸 속에 지방이 축적되기도 전에 소모성 체질로 인하여 급하게 타버려서 몸 속에 머물러 있을 시간이 없다.

조혈인은 진액의 원천인 소장, 방광, 폐에 항상 진액이 부족하고 진액 생산이 원활하지 못하여 살이 찔 수 없다.

따라서 비만인은 조혈인을 우상처럼 숭배하여야 몸도 마음도 조혈인을 닮아가게 된다.

조혈인이 가지고 있는 대표적인 기운은 발산성이 강한 목기가 많고 축적성이 강한 토기가 부족하다는 점이다. 비만인도 이러한 기운을 따라가기만 하면 살을 뺄 수 있다.

살이 빠지는 몸의 기운이 있다

살이 빠지게 하는 기운은 바람의 기운이다. 바람의 기운은 움직이는 기운이다. 바람 그 자체는 끝없이 움직이는 기운이다. 약간이라도 움직임을 멈추거나 휴식을 취하면 바람은 자신을 잃어버리고 소멸되어 사라진다.

조혈인이 가지고 있는 이러한 기운을 목기라 한다. 목기는 나무의 기운이지만 나무의 가지처럼 항상 발산하는 기운을 밖으로 뿜어낸다. 따라서 목기가 많으면 저절로 살이 빠진다. 그래서 날씬해지려면 목기를 키워야 한다. 이때 가장 중요한 사실 하나가 있다. 여러 가지 방법을 통하여 살을 빼도 목기를 키우지 않고 목기를 잃어버리면 다시 요요현상이 생겨 본래 상태로 돌아간다는 것이다. 조혈인은 항상 목기 그 자체이기 때문에 늘 갈비씨를 면하지 못하는 것이다. 목의 기운을 좀 더 자세히 살펴보자.

목기는 바람의 기운, 즉 움직이는 기운이지만 목기는 직선적인 기운이다. 원형적인 기운이 아니고 쏟아져 나가는 기운이다. 둥근 기운, 원형적인 기운은 토기이다. 그러니 목기는 직진하는 기운이다. 직진하는 기운은 용수철처럼 튀어오르는 기운이다. 쏟아져 나가는 기운, 용수철처럼 누르면 탁탁 튀어오르는 기운이 목기이다. 그래서 조혈인은 조금만 눌러도 참지 못하고 탁탁 튀어 오른다.

또한 목기는 발산하는 기운, 팽창하는 기운, 상승하는 기운, 쏟아져 나가는 기운, 흩어지려고 하는 기운이다. 목기를 대변하는 가장 중요한 기운은 목기에는 뭉치고, 수축하고, 모여드는 기운이 전혀 없다는 것이다. 목기는 항상 밖을 향하여 달려나가기만 하고 안으로 돌아서서 뭉치는 법이 없다. 그래서 살이 빠지게 하는 기운이 목기이다. 그러니 목기를 키우는 것이 다이어트에 가장 올바른 정석이다.

목기를 키우려면 첫째, 움직이는 연습을 해야 한다. 무슨 운동을 줄기차게 하는 것이 아니라 평소 생활 속에서 끊임없이 움직이는 연습을 해야 목기를 닮을 수 있다. 이렇게 하지 않고 가만히 앉아있는 시간, 누워있는 시간이 길어지면 목기는 사라지고 토기가 자리를 차지하고 들어온다.

둘째, 피부를 손으로 문지르고 두드려서 열을 일으키고 소통을 시켜 표피를 열고 발산력을 키워주어야 한다. 그리고 표피를 문지르고 두드리는 것만으로는 발산력을 키우는 데 한계가 있으니 지속적으로 움직이는 것과 발산성 식품을 섭취하는 방법을 병행해야 한다. 발산성 식품은 고추, 마늘, 파, 달래, 부추, 고추냉이, 겨자, 계피 등이다.

왜 자꾸
살이 찔까?
원인을 알면…

살은 언제 찌는 지도 모르게 방심하면 금방 살이 찌게 되고 반대로 살을 뺄 때는 고통과 땀과 비명이 나오게 만든다. 살은 다가올 때는 도둑고양이처럼 살금살금 다가오지만 떠날 때에는 코끼리 발자국처럼 거대하게 느껴지는 것이 비만이다.

요즘 비만은 한 개인의 문제요, 고민거리가 아니다. 세계적으로 앓고 있는 심각한 질병에 속하며, 건강과 즐거운 생활을 위해서는 필히 개선해야 할 문제이다. 먹거리가 갈수록 많아지고 풍요로워지는 현실에서 살이 찌기는 쉬워도 살을 빼기는 참으로 어렵고 힘든 일이다. 그럼 무엇이 살을 찌게 만드는 원흉일까?

비만을 일으키는 원인을 밝히라면 몇 가지를 들 수 있으나 가장 비만을 부추기는 장본인은 **탁수**이다. 탁수는 탁한 물, 뻑뻑한 물, 끈적한 물을 말한다. 한방적 용어로는 담음이라고 한다. 담음이라는 말뜻은 끈적거리고 뭉치는 가래를 말한다. 물이 탁수가 되어 뻑뻑하고 끈적하여 잘 흐르지 못하고 정체현상이 심화되어 물이 오래도록 고여 있으면 노폐물이 점점 많아지는 특성이 있다. 따라서 끈적한 탁수는 노폐물의 배출을 어렵게 만드는 원인이 되므로 점점 비만이 심각해진다.

> **비만을 해결하려면 탁수를 개선해야 한다. 탁수는 부종을 일으키고 부은 살이 그대로 비만으로 연결되어 탁수의 개선이 선행되지 않고서는 비만을 해결할 수가 없다.**

물이 가장 싫어하는 것이 무엇일까? 견원지간처럼 서로 싫어하고 서로 어울리지 않는 사이가 물과 기름이다. 그렇다. 물이 가장 싫어하는 것이 기름이다. 그런데 요즘은 물이 싫어하는 기름을 너무도 쉽게, 너무도 많이 식생활에 사용한다. 우리들의 식생활을 들여다보면 육류 섭취의 과다를 논하기 전에 기름으로 볶거나 튀긴 음식을 너무 많이 먹는다는 사실이다.

찌거나 삶은 음식은 세포의 파괴나 변형이 적지만 기름으로 튀긴 음식은 고온으로 가열하여 익힌 것이므로 세포가 파괴되고 세포의 형질에도 변화가 일어나서 우리 몸 속으로 들어가면 노폐물을 가장 많이 발생시키는 주범이 된다.

쉽게 말해서 세탁과 세척은 물이 하는 일인데 우리 몸 속에서 이와 같은 일을 담당하는 것은 물이다. 기름때가 묻은 옷을 빨려면 많은 물과 세제가 필요하다. 양고기나 쇠고기를 담은 식기는 된장

국과 밥을 담은 식기보다 세척하기 위해 필요한 물의 양이 많아짐은 당연한 일이다.

그런데 사람 몸 속에는 물의 양이 한정되어 있다. 그런 까닭에 기름으로 익힌 음식이 들어오면 소화된 후 찌꺼기를 세척하기 위해 많은 노력이 필요하니 당연히 물이 탁해지고 끈적해질 수밖에 없다.

우리들의 주위에는 너무도 많은 지방 사용 제품이 범람한다. 과자류, 빙과류, 유제품류, 튀김류 등 조금만 자제력을 잃으면 쉽게 손이 가게 되고 별 거부 반응 없이 늘 가까이 있는 것이기에 멀리하기에는 마약 끊기보다 더 어렵게 되는 것이다.

그리고 탁수를 만드는 또 하나의 주범은 음료수이다. 모든 음료 제품에는 당분이 들어있기 때문이다. 설탕물 그 자체는 그대로 끈적끈적한 탁수라고 할 수 있다. 당이 분해되어 열에너지로서 소멸되지 않고 설탕물 그대로 많이 남아 있을수록 끈적끈적함이 많고 물의 흐름이 느리고 뻑뻑해져 노폐물 발산이 점점 어렵게 되어 갈수록 호력이 떨어진다. 당과 지방과 호력은 삼각관계이다. 여기서 말하는 호력이란 밖으로 불어내는 힘, 밖으로 밀어내는 힘을 말한다.

당이 쌓이면 호력이 떨어지고 호력이 떨어지면 지방이 축적된다. 호력이 커진다는 것은 내쉬는 숨의 힘, 즉 입과 코와 피부의 땀구멍과 모공을 통해 밖으로 내쉬는 숨과 밖으로 뿜어내는 기운이 커진다는 것이다.

비만이 쉽게 해결되지 않는 것은 호력의 문제가 크다. 비만은 이미 피부의 지방층을 두껍게 만들어 호력을 저하시켜 놓은 상태이기 때문이다.

> **호력을 높이는 길은 자연식이 제일이다. 튀김류와 지방 섭취를 줄이고 설탕을 멀리하며 운동을 통하여 당과 지방을 열에너지로 태우는 길밖에 없다.**

특히 운동을 통해서 호력을 높이는 것은 매우 쉽다. 운동 그 자체가 호흡을 거칠게 만들어 숨을 길게 뿜어주는 동시에 땀구멍을 통해 땀을 흘리게 만들어 모공의 호력을 높여주니 꾸준한 운동이야말로 비만을 해결하는 지름길이다.

운동으로써 호력을 높이고 자연식으로 탁수를 개선하면 비만이 해결되지 않을 리 없다. 그러자면 우선 자신의 몸 속에 노폐물과 담음이 얼마나 진행되고 있는지를 알아야 한다. 탁수의 여부를 판단하려면 ▶ **몸이 무겁고 나른하며** ▶ **몸이 잘 붓고 부기가 내리지 않으며** ▶ **살이 자꾸 찌는 것 같이 몸이 찌뿌듯**하면 틀림없이 탁수가 있다고 보아야 한다.

담음인 탁수를 개선하는 가장 좋은 방법은 생강을 맵게 달여서 꾸준히 마시는 것이다. 탁수는 수분의 정체현상이고 물이 끈적해서 엉킨 것이니 생강과 같은 매운 것으로 공격하여 발산시키고 돌리는 것이 제일이다. 그렇게 한 뒤 운동을 하여 땀구멍을 통해 발산과 소통을 원활히 하면 담음인 탁수를 해결할 수 있다.

  운명을 바꿔주는 숨은 건강법

살이 찌게 하는 몸의 기운이 있다

살이 찌게 하는 기운은 어떤 기운일까? 살이 찌게 하는 기운은 흐름을 방해하고 소통을 가로막아 기혈수액의 순환을 방해하는 기운이다. 정지하려는 기운, 휴식을 취하려는 기운, 축적을 일으키는 기운 등이 살을 찌게 하는 기운이다. 항공기나 선박, 자동차가 움직이기 위해서는 기름이 필요하다. 인간 역시 생명활동을 유지하기 위해서는 당연히 기름이 필요하다. 그런데 이 기름이 불완전 연소를 일으키면 찌꺼기가 많이 생기고 그렇게 되면 살이 찌게 된다.

이 기름의 기운이 살이 찌게 하는 토기이다. 토기가 커질수록 불완전 연소가 많아지고 정지와 휴식, 축적, 비대 등의 진행을 일으켜 비만으로 간다. 토기는 움직이는 기운의 흐름을 방해하는 기운이다. 우리 몸에서 가장 활발하게 움직이는 기운은 바람기운이다. 바람은 몸 속에 산소를 공급하여 세포에게 생명력을 준다. 불은 우리 몸을 따뜻하게 데워준다. 또 물은 수분과 영양분을 실어 나르고 찌꺼기 청소를 한다. 이렇게 바람과 불과 물이 활동을 활발하게 할 때에는 아무런 문제가 없다. 그런데 토기가 커지면 기름과 당분이 많아지고 따라서 물, 불, 바람의 흐름이 막히게 되면서 소통이 원활하지 못하면 내부에 축적이 일어나서 살이 찌게 되는 것이다.

토기는 흙의 기운이다. 흙은 생명체를 키우는 영양소의 원천이요, 영양공급원이다. 흙 속에는 생명활동에 필요한 온갖 영양물질이 풍부하게 들어있다. 그러니 토기가 커질수록 영양과잉이 일어나고 불완전 연소가 생기고 찌꺼기가 많이 생겨 살이 찌지 않을 수 없다.

토기가 살이 찌게 하는 기운인 것은 그 자체가 영양소인 것도 있지만 또 하나는 정지하고 휴식하려는 기운 때문에 비만을 면할 수가 없다. 틈만 생기면 정지하고 시도 때도 없이 휴식한다면 생명활동의 흐름이 막히는 것은 물론 운동량이 절대적으로 부족하게 되고 땀을 흘리지 않으니 땀구멍이 막히게 된다. 그렇게 되면 노폐물이 밖으로 빠져나오지 않으니 지방층이 점점 두꺼워지고 결국 고도비만을 향하여 달려간다.

다이어트에 성공하고 날씬한 몸매를 오래 유지하려면 토기를 줄이고 목기를 키워야 한다.

토기가 적어지게 하려면 음식을 담백하게 먹고 생활 속에서 부지런히 활동하는 것이 가장 올바른 방법이다. 부지런히 움직이는 것이 큰 운동이 되지 않는 것 같지만 이것이 목기를 강화시키는 것이니 목기를 키우는 것이야말로 다이어트의 핵심이라 할 수 있다.

생각을 먹고 찌는 살은 잘 빠지지 않는다

살이 잘 찌지 않는 마른 사람이나 근육형의 사람은 활동력이 왕성하고 행동파적인 면이 강하다. 이런 사람은 생각을 하는 것보다 행동하기를 좋아한다. 열이 많은 사람은 다혈질이라 다혈질은 법보다 주먹이 앞서는 사람이다. 그것은 행동파라는 얘기이다.

목기가 많은 사람은 목기가 바람이기에 하루종일 움직이는 경향을 보인다. 열이 많은 사람도 이와 유사한 성정이 있다. 뜨거운 열은 끓어올라 고요함을 지키기보다 활동적으로 움직이는 것을 즐기기 때문이다. 그렇기 때문에 자연히 생각하기보다는 행동하기를 좋아하니 비만이 될 수가 없다.

이와는 반대로 수기가 많거나 토기가 많은 사람은 생각하기를 좋아한다. 물 기운은 끓어오르는 화기와 달리 고요함을 즐긴다. 물 기운 그 자체가 차가운 성질이 있어 활발하게 움직이는 것보다는

조용히 머무는 것을 좋아한
다. 따라서 수기가 많으면
활동보다는 생각하기를
더 좋아한다.

토기는 더욱 그러
하다. 토기는 정지와
휴식을 통해서 생각을 키
운다. 토기 자체가 생각을 키우기도 하지만
반대로 생각이 많을수록 토기가 더욱 커지기도 한다. 토기는 비장
의 기운이고 비장의 습기가 생각을 많이 하게 한다. 거꾸로 생각을
많이 하여 멈추지 않으면 비장이 상하게 되고 비장의 습기는 살이
찌게 하는 원흉이 된다.

> **생각이 비만을 부추기는 것은 생각이 토기를 키워서 게으름뱅이를
> 만들기 때문이다.**

그래서 생각을 먹고 자란 살은 운동을 해야 빠지는 데 운동을
싫어하니 살이 잘 빠지지 않는다는 것이다.

살을 빼는 최고의 식품들

☯ 훈신채는 살이 빠지게 한다

훈신채는 매운 맛이 나는 채소를 가리키는 말이다. 매운 맛이 강한 훈신채는 고추, 파, 마늘, 달래, 생강, 양파, 고추냉이, 무 등이다. 매운 맛이 약한 훈신채는 부추, 쑥갓, 배추, 양배추 등이다.

훈신채가 살이 빠지게 하는 이유는 매운 맛이 땀샘을 자극하여 땀구멍을 열어주기 때문이다. 또 열을 일으켜 노폐물을 태워서 분해하는 효과도 있다. 또한 훈신채는 발산성 식품이기 때문에 몸의 부종을 내리고 몸을 가볍게 만들어준다. 특히 물의 흐름을 원활하게 만들어 순환활동이 정체되는 것을 막아주기도 한다.

우리 몸 속에서 물이 끈적거리는 탁수로 변하였을 때 그것을 풀 수 있는 것은 생강, 마늘밖에 없다. 고추냉이도 같은 효과가 있다. 생선회나 생선매운탕 그리고 육류의 요리에 있어서 고추, 마늘, 파, 양파, 겨자, 고추냉이 등이 없으면 고기의 비린 맛 때문에 요리를 만들 수도 없고 먹어낼 수도 없는 것이다.

그렇기 때문에 고추, 파, 마늘 등은 고기와 생선의 기름과 진액을 분해하는 효과가 있다.

이뇨성 식품은 살이 빠지게 한다

연근, 죽순, 미나리, 무, 옥수수수염, 인진쑥, 택사, 녹차, 호장근, 목통 등은 이뇨작용이 강한 식품이다. 호장근, 택사, 옥수수수염은 강력한 이뇨작용이 있어 살이 빠지게 하는 효과가 크다.

윤하식품은 살이 빠지게 한다

민들레, 다시마, 차전자는 윤하식품이다. 윤하라는 단어의 뜻은 부드럽게 아래로 끌어내리는 기운을 말한다. 대변을 부드럽게, 시원하게 보면서 대장의 숙변을 제거하면 다이어트에 효과가 있다.

탈지식품은 살이 빠지게 한다

율무와 쌀겨는 지방을 잘 분해하는 탈지식품이다. 율무와 쌀겨를 함께 사용하면 다이어트에 큰 효과를 볼 수 있다.

요요현상 염려 없는 확실한 다이어트

☯ 살이 찌는 원인을 제거하라

요요 없는 다이어트를 하려면 갑자기 살을 빼는 약물요법에 의존하지 말고 운동을 통해서, 그리고 살이 찌는 원인을 찾아서 원인 해결을 해야 한다. 짧은 기간에 살을 빼기 위하여 약물을 사용하거나 단식을 통해서 음식을 먹지 않고 살을 뺐을 경우 금방 요요현상이 나타나 매우 힘들게 된다. 따라서 다이어트도 무턱대고 할 것이 아니라 올바른 다이어트를 생각해 봐야 할 때이며, 또 비만의 원인을 해결하는 것이 급선무이다.

비만의 첫 번째 원인은 식습관이다. 먹는 것에 문제가 있어서 살이 찐다. 남미의 멕시코 같은 경우에는 국민의 60%가 고도비만과 당뇨에 시달린다. 그 까닭은 식습관 때문이다. 지나친 육류의 섭취와 한 번에 너무 많은 양을 먹는 식습관이 비만을 낳고 그로 인하여 여러 가지 질병을 유발시킨다.

적게 먹고도 살이 찐다는 사람도 있다. 소식하는 데 살이 찐다는 것은 있을 수 없는 일인데, 적게 먹고도 남들보다 더 뚱뚱해졌다고 억울해 하는 사람들이 있다. 이러한 사람들을 자세히 살펴보면 정해진 식사는 제대로 하지 않고 간식으로 식사를 해결하는 데 대개 과자, 빵, 라면, 튀김, 어묵, 김밥 등을 조금씩 자주 먹는다.

그런데 이들은 포만감이 생기도록 먹지 않고 늘 허기를 면할 정도로만 먹기 때문에 언제나 자신은 소식을 하고 있다고 생각한다. 그러나 과자나 튀김, 김말이 등에는 조금만 먹어도 밥 세 그릇에 해당하는 열량이 들어있다. 그러니 식습관을 고쳐야 한다. 담백하게 우거지, 산채 말린 나물, 무, 호박 등과 반 공기의 밥 이것이 적당한 다이어트 소식이다.

비만의 두 번째 원인은 운동부족이다. 토기가 많이 들어와서 정지하고 휴식하려는 기운이 강하고, 그 결과 움직임이 둔화되고 움직이는 것이 싫어지면 운동량이 점점 부족해져서 비만이 되는 것이다. 그러니 이러한 토기를 견제하기 위해서는 목기를 키워야 한다. 목기는 움직이는 기운이고 바람의 기운이니 스스로 바람의 기운을 키워서 토기를 눌러야 살을 뺄 수가 있다.

비만의 세 번째 원인은 발산하는 기운이 약한 것이다. 몸 속에 노폐물이 쌓이고 지방이 축적되는 것을 막기 위하여 밖으로 불어내고 발산하는 기운을 키워야 한다. 운동과 마사지를 통해 피부를 열어주어야 한다. 또 몸을 붓게 하고 살이 찌게 하고 혈액순환, 수액순환을 막는 것은 탁수로 변한 담음이니 담음을 삭혀 물길을 열어주어야 한다.

☯ 한 달 12kg 살 빼는 방법 6가지

① 손을 흔들고 돌린다.

손과 손목을 흔든다. 자유롭게 신나게 흔든다. 자유자재로 다양한 각도로 힘차게 흥과 신명이 뻗치는 대로 관성과 탄력과 기가 이끄는 대로 흔든다. 사방팔방 상하로 관절이 충분히 풀릴 때까지 흔들어 준다. 그리고 난 뒤 팔을 돌린다. 처음에는 근육의 힘으로 돌리다가 몇 분이 지난 후에는 관성의 힘과 탄력과 기의 힘으로 돌린다.

다양한 방향으로 원을 그리면서 원심력을 키워나간다. 원심력을 이용해 순환활동을 활성화한다. 또 같은 방법으로 몸을 흔들고 돌려준다. 기를 많이 실어서 흔들고 돌릴수록 효과가 더욱 커진다.

② 몸을 두드리고 문지르고 비틀어준다.

기를 넣어서 흔들고 돌리면 그 다음 순서는 자연히 두드리게 되어있다. 온 몸을 골고루 충분히 두드려서 표피와 기육을 열어 밖으로 뿜어내는 발산력과 호력을 높여준다.

그런 다음 온 몸을 문지르고 마찰한다. 지방이 많은 곳일수록 마찰하는 강도를 높여 뜨거움을 느낄 수 있도록 하여 피부의 소통과 순환을 활발하게 만들어준다.

그런 연후에 단단한 피부와 두꺼운 지방층을 유연하고 부드럽게 해주기 위해서 살을 당기고 비틀어준다. 이와 같은 동작을 30분 정도 해준다.

③ 짤순이 염곡무

염곡무란 팔과 몸을 비틀어 돌리면서 기의 흐름을 따라가는 춤이다. 이 염곡무가 가장 운동이 많이 되고 땀을 흘리게 하는 춤이다.

빨래를 탈수하는 탈수기도 원심력을 이용하여 탈수를 한다. 벌집에서 꿀을 채밀할 때도 원심력을 이용하여 채밀을 한다. 손으로 빨래를 짤 때에도 비틀어서 짠다. 비틀어서 돌리는 것을 반복하면 수분이 밖으로 잘 빠져나온다.

다이어트 체조로는 염곡무가 제일이다. 그 방법도 어렵거나 난해하지 않다. 간단히 소개하면 다음과 같다.

☞ 염곡무 다이어트 하는 요령

- 합장한 상태에서 손을 위로 올리면서 돌리고 다시 머리 위에서 아래로 돌려서 내려온다.
- 반대로 손을 안쪽으로 돌려가며 위로 올라갔다가 아래로 내려온다.
- 그런 다음 손을 약간 벌린 상태에서 손과 팔을 비틀어 돌리면서 위로 올라갔다가 내려온다.
- 다음은 손을 약간 벌린 상태에서 손과 팔을 비틀어 돌리면서 위로 올라갔다가 내려온다.
- 이와 같은 동작을 반대로 행한다.
- 다음은 팔을 어깨넓이에서 손과 팔을 밖으로 비틀어 돌리다 양손을 번갈아가며 돌린다.
- 같은 동작을 반대로 행한다.

- 다음은 이와 같은 동작을 사방팔방 자유롭게 행한다.
- 처음에는 앉아서 하다가 나중에는 일어서서 행한다.
- 팔을 비틀어 돌리는 것처럼 몸도 따라가며 비튼다.
- 시간이 흐를수록 강도를 높이고 힘을 가하여 비틀어 돌린다. 땀이 흠뻑 나오도록 수련한다. 약 40분~1시간 정도가 적당하다.
- 하루에 2번 수련한다.
- 한 달 정도를 꾸준히 수련하면 기대 이상의 효과를 얻을 수 있다.
  (염곡무 수련법 참조)

④ 탁수에는 생강요법

생강은 믹서기나 강판에 갈아서 사용해야 매운 맛을 제대로 살릴 수 있고 효과도 크다. 그리고 마시는 방법도 뜨겁게 마셔야 좋다. 1회 분량으로 40g 정도가 적당하고 30분 정도 끓이면 된다.

⑤ 체지방을 빼는 율무죽

볶은 율무 100g, 볶은 쌀겨 40g을 곱게 분말하여 죽을 쑤어 먹으면 체지방이 빠진다.

⑥ 부종과 체지방을 함께 빼는 법

생 무 20개, 마늘 반 접, 율무 1근, 볶은 쌀겨 150g, 겨자 1근, 호장근 200g, 택사 200g, 민들레 200g, 차전자 200g, 옥수수수염 150g, 유근피 120g을 3시간 정도 달여서 달인 물이 8000cc 정도 약 4되가 되도록 하여 25일간 복용한다.

chapter 5

나도 부자가 될 수 있다

돈벼락 맞을 준비를 하자

물은 낮은 곳으로 흘러간다. 산을 넘어서 흐르는 물은 없다. 굽이굽이 낮은 곳으로, 산을 돌아서 바다로 간다. 바람도 골짜기를 향하여 달려간다. 개활지보다 좁은 통로를 향해서는 더욱 거칠게 달려든다. 바람몰이에서는 높은 파도처럼 날뛴다.

불은 위를 향하여 타올라 간다. 틈새만 있으면 위를 향하여 달려간다. 가령 벼락이 치는 곳도 어떤 곳이나 무작위로 치는 법이 없다. 언덕 위에 홀로 서있는 나무는 벼락 맞을 확률이 높다. 실제로 높은 언덕 위의 나무는 벼락을 맞아 고사목이 되어있는 경우가 많다. 그러니 진짜 벼락을 맞고 싶으면 천둥번개가 많이 치는 날 높은 언덕 위에서 철근을 들고 서 있으면 백발백중으로 벼락을 영접할 수 있다.

왜 이런 엉뚱한 얘기를 하는가 하면 어떤 일이 생길 수 있는 확률과 당위성에 대한 결론을 얻고자 함이다. 산짐승을 잡으려면 산으로 가야 하고 물고기를 잡으려면 물로 가야 한다. 그러나 가기만 한다고 되는 것이 아니다. 물고기를 잡으려면 밑밥을 듬뿍 뿌려야 한다. 밑천을 들이지 않고 밑밥을 아끼기만 하면 물고기가 모여들지 않는다. 물고기가 모여들게 한 후 어항을 놓으면 물고기를 잡을 수 있다. 또 고기가 잘 다니는 길목에 그물을 쳐 놓고 퉁탕거리면서 물고기 몰이를 해야 물고기를 잡을 수 있다.

토끼나 노루를 잡으려고 해도 마찬가지이다. 그들이 다니는 길목을 알아야 한다. 사방팔방 트여 있는 넓은 숲속을 다 뒤지고 헤매면서 잡으려 한다면 힘이 빠지고 지쳐서 할 수가 없다. 노루나 토기가 다니는 길을 알 수 없으면 그들을 도저히 잡을 방법이 없다.

돈을 잡는 방법도 이와 유사하다. 돈도 다니는 길목이 있고, 돈도 좋아하는 곳이 있고, 돈도 즐겨 찾는 곳이 있다. 돈도 돈격이 있고, 생명이 있고, 기가 있고, 감정이 있다. 그것을 알지 못하는 사람은 돈에 접근할 수가 없다. 돈이 어디에 가서 노는지, 어디에다가 돈벼락을 두드릴지 알 길이 없다.

넓은 호수나 바다에는 길 표시가 없고 그곳이 그곳 같고 넓게 터져서 따로 길을 분간할 방법이 없다. 그래서 망망대해라 한다. 그리고 분명히 길이 없는 것처럼 보이는 곳에 길은 존재한다. 물고기는 광활한 곳을 제멋대로 다니는 것이 아니라 일정한 위치와 길을 따라서 이동을 한다. 산짐승도 마찬가지이다. 산속이나 숲속은 따로 길이 눈에 띄지 않는다. 모르는 사람의 눈으로 보면 그저 광활하기만 하다. 그러나 모든 짐승들은 사방팔방 아무 곳이나 뛰어다니는 것이 아니라 자신의 영역이 있고 또 자신이 다니는 길이 분명히 정해져 있다. 이처럼 바다나 숲속이 망망하고 광활한 것처럼 보이지만 세심하게 잘 살펴보면 길이 존재하고 있음을 알 수가 있다.

돈도 마찬가지이다. 돈도 일정하게 자신의 통로만 고집하고 늘 자신이 다니는 길로만 다닌다. 돈벼락을 맞으려면 돈이 다니는 길목에서 태클을 걸어야 돈이 엎어진다. 중요한 것은 돈이 돈을 쓰는 것이 아니라 사람이 돈을 쓴다는 사실이다.

> **돈이 모이는 곳은 사람이 모이는 곳이다. 돈이 좋아하는 것은 사람이 좋아하는 것이다. 돈의 애인은 생기와 정력과 지독이다. 이것이 있는 사람에겐 돈이 따른다.**

돈은 매정하다. 생기와 정력과 지독이 흩어질 조짐이 보이면 금방 변심하고 등을 돌린다. 돈의 애인이 되기 전에 돈의 눈길을 받으려면 따뜻함과 즐거움과 웃음과 몸이 가벼워져야 한다. 그렇게 습관이 길들여지면 돈이 살며시 곁눈질을 하기 시작한다.

돈벼락을 맞으려면 운을 만들어야 하고 돈이 좋아하는 것을 한결같이 계속해야 한다. 운을 만들어야 한다고 하니까 무당과 점집과 철학관을 찾아가 굿을 하고, 양밥을 하고, 부적을 쓰려고 한다. 그것은 돈이 좋아하는 운이 아니다. 참으로 문제가 있어 한마디 꼬집지 않을 수 없다. 점집을 찾아가 "당신은 열심히 살았는데 운이 없군요. 부적을 쓰세요." 이렇게 해서 부적을 들고 나와 마음의 위안을 받았다면 당신의 운명이 바뀌어질까?

　　열심히 살았는데 운이 없다는 말은 지금까지 무능하고 나태하고, 최선을 다해 열심히 살지 않은 삶에 대해 질책 대신 오히려 위로를 받았으니 당장 기분은 좋겠지만 그것으로 무엇이 달라질 수 있고 무엇을 바꿀 수 있겠는가? 그렇게 자기 자신에게 관대하면 먼 훗날 초라하고 볼품 없는 자기 자신을 발견할 것이다.

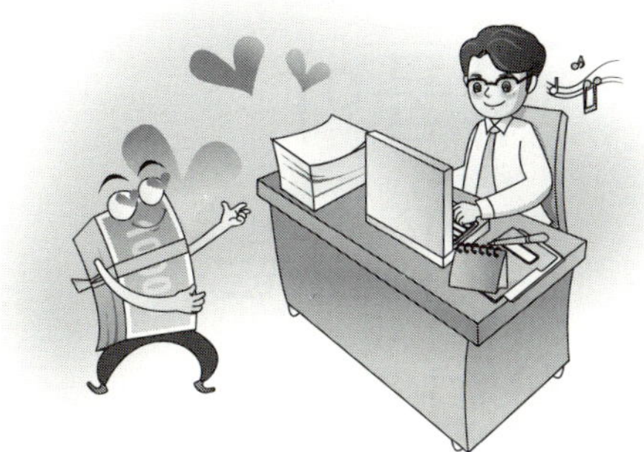

　　돈은 예민하고 까다롭고 매정하고 심술쟁이이다. 변덕쟁이 소녀보다도 더 변덕과 변동이 심하다. 그래서 변덕쟁이 애인을 끼고 살려면 내공이 강해야 한다. 정력과 지독과 생기로서 달아나지 못하게 힘으로 눌러주어야 한다.

　　돈은 추한 것과 더러운 것과 냄새나는 것을 싫어한다. 때가 묻어 더럽고 냄새가 나서 역겨우면 사람들이 멀리하듯 돈도 금방 달아난다. 돈은 분 냄새를 좋아한다. 화장품 냄새를 좋아하고 향수 냄새를 좋아한다. 특히 사향, 향수 내음을 좋아한다. 그리고 돈은 게으른 사람을 경멸한다. 나태하게 늘어져서 뭉그적거리면 당장 등을 돌려 다른 곳을 향한다.

　　몸을 가볍게 움직이고 일하는 것이 즐거움으로 변하여 콧노래와 밝은 표정으로 생활하는 사람에겐 돈이 자꾸 곁눈질을 한다. 또 돈은 무능하고 힘이 없으며 기죽은 사람을 싫어한다.

　　돈은 언제나 생기와 활력이 넘치고 날카로운 정신력으로 중심을 세우고 사는 사람에게는 밝은 미소를 보낸다.

재물이
붙지 않는
까닭은?

세상에서 가장 이유가 많고 변명거리가 많은 것이 가난의 이유이다. 사람들은 가난 앞에서 솔직해지고 진솔해지는 것을 부끄러워한다. 그래서 이유를 만들어야 하고 자기 잘못은 없고 운이 나쁜 탓이라고 운에게 책임을 전가해야 자기 탓을 면하고 자기 합리화를 해서 자기 자신마저 속이고 싶어한다.

자신을 돌아보고 자신의 허물을 고치지 않는 사람은 시간이 아무리 흘러도 늘 그 자리에 서 있다. 그 어떤 변명을 해도 가난하게 사는 데에는 그만한 까닭이 있다. 열심히 살지 않는 사람, 성실하지 못한 사람, 게으른 사람… 이러한 사람들에게는 재물도 사람도 붙지 않는다. 일은 열심히 해도 재물을 모으지 못하는 사람은 마음의 병이 있기 때문이다. 기울어진 마음의 병을 고치지 않고는 가난의 틀을 벗을 수 없다.

그렇다면 마음의 병이란 무엇인가? 호주머니에 돈이 들어 있으면 그것을 쓰지 못해 안달을 하는 병이다. 술과 유흥비로 탕진하는 병, 도박으로 탕진하는 병, 쇼핑과 사치로서 탕진하는 병, 자기 과시를 위해 탕진하는 병… 이러한 마음의 병은 자기 중심이 무너져서 성정이 어느 한쪽으로 많이 기울어 일어나는 병이다. 스스로가 잘못된 마음의 병을 앓고 있다는 것을 자각하고 반성해서 고치지 않는 한 늘 똑같은 상황이 반복될 뿐이다.

또 다른 문제는 자신과 가족의 건강이 무너졌을 때이다. 그리고 또 하나는 정신이 흐트러져 마음의 유연성이 없어지고 그래서 늘 실수를 저지르기 때문이다.

정신력이 강하지 못하면 참을성이 없고 늘 화를 잘 내게 된다. 실수를 잘하니 스스로 친구를 오래 사귈 수 없고, 한곳에 오래 붙어 있기가 힘들다. 그 결과 떠돌이 생활을 하게 되고 생활의 안정이 없으니 삶이 피곤해지는 것이다.

재물을 모으기 위해서는 다섯 가지 원칙이 있다. 이 원칙을 잘 준수해야 성공해서 재물을 모을 수 있다.

첫째가 건강이다. 몸이 재산인 관계로 몸을 소홀히 하고 몸을 아끼지 않는 사람은 언젠가는 돈도 잃고 몸도 잃는다. 나와 내 가족의 건강은 지나칠 정도로 체크하여도 넘치거나 극성스러운 것이 아니고 지극히 정상이다. 자신과 가족의 건강으로부터 재물이 불어나기 시작한다.

둘째는 시간 관리와 시간에 대한 개념이다. 그 어떤 것도 시간의 제약을 받으니 시간이 곧 황금이다. 시간을 쪼개서 시간을 효율적으로 사용하며, 시간표와 스케줄 관리가 철저한 사람은 성공을 향해 한 발 한 발 다가설 수 있는 사람이다.

셋째는 신용을 쌓는 일이다. 신용은 하루 아침에 형성되는 것은 아니다. 신용을 쌓는 일에는 오랜 시간과 노력이 필요하다. 성실한 모습, 변덕스럽지 않은 마음, 믿을 수 있는 행동거지 등 남에게 인정을 받기 위해서는 참된 인간의 모습을 한결같이 보여주어야 한다. 성공의 비결은 많은 사람들로부터 인정을 받는 것, 특히 능력 있고 힘있는 사람으로부터 인정을 받는 것이 성공의 지름길이다.

주위로부터 인정을 받고 신용이 확고한 사람이 되면 벌써 절반은 성공을 한 것이다. 한때 카드를 남발하여 오백만 명의 신용불량자를 양산시켰던 적이 있다. 지금도 그 때문에 괴로워하는 사람들이 너무나 많은데 이것은 누구의 잘못인가?

우리 속담에 "외상이면 검둥소도 잡아먹는다."는 말이 있다. 그렇게 외상을 하도록 부추겨서 빚쟁이로 만들었으니 과연 누구를 탓해야 할까?

이처럼 신용은 무서운 것이다. 신용을 잃으면 거지가 되고 빚쟁이가 된다. 그러니 늘 자기 관리를 철저히 해서 신용을 잃지 않도록 해야 한다.

넷째는 함께 즐기는 자리를 많이 할수록 성공한다. 내가 남들로부터 점수를 딸 수 있는 것은 그들과 함께 즐김의 자리를 나누는 것이다. 함께 즐거워 할 때 동지애가 생기고 믿음과 우정을 쌓을 수 있다. 그러나 꼴방쥐처럼 혼자 즐김을 찾아 헤매는 사람은 시간도 돈도 신용도 우정도 결국 다 잃어버리게 된다.

다섯째는 늘 중심을 지키는 일이다. 백 번을 잘해도 한 번 잘못하면 망할 수 있는 것처럼 열심히 자기 자리를 잘 지키다가도 한 번 중심을 잃어버리면 걷잡을 수 없이 기울어져서 무너져내리는 경우가 있다. 그래서 항상 몸의 중심과 마음의 중심을 잘 챙겨야 한다.

그런데 문제는 자신도 모르게 몸의 중심이 무너져가고 있다는 점이다. 이 사실을 스스로 자각할 수 있으면 다행이지만 대부분 이러한 사실을 감각할 수 없는 것이 문제이다. 속된 말로 잘나가던 사람이 한순간에 망하는 경우가 바로 중심이 무너졌기 때문이다.

우리 인체는 물과 열에너지가 순환을 담당하고 있는데 나이가 많아질수록 열에너지가 위로 상승하여 중심점인 아랫배가 차가워진다. 그냥 자연적으로 열의 속성 때문에 중심이 흔들리니 이것을 그대로 방치할 경우 열이 위로 상열하여 중심이 무너지고 건강에 이상이 생겨 몸과 마음이 크게 손상될 수 있다.

재물을 지키는 것이 몸과 마음을 바로잡는 중심을 세우는 것이다. 중심을 세우는 법은 간단히 할 경우에는 아랫배 쑥찜질과 생강, 마늘, 약쑥, 계피를 먹으면 좋고 제대로 하려면 원심법과 중심법을 수련하여야 한다.

기가 막히면 재물도 막힌다

남들보다 더 노력하고 더 열심히 일하는 데도 노력의 대가가 적고 여전히 생활고의 시달림을 벗어나지 못하는 것은 기가 막히고 생기가 흩어졌기 때문이다.

생기가 부족하면 사람이 붙지 않는다. 사람이 많이 찾아들어야 재물이 늘어난다. 그런데 생기가 약하면 얼굴이 어두워지고 자세에서 당당한 모습이 사라지며 초라하게 느껴진다.

얼굴과 자태에서 사람을 끌어당기는 흡인력이 발생한다. 재물이 붙으려면 토지가 붙어야 하고 토지가 붙으려면 사람이 붙어야 하고 사람이 붙으려면 생기가 붙어야 한다.

생기가 붙으려면 열에너지가 붙어야 한다. 생기를 몸에 붙여 사람이 들끓게 하려면 기운이 막히지 않아야 한다. 화기가 몸에 적당히 들어오면 생기가 넘치게 되지만 토기가 화기를 누르면 화토의 기운이 엉켜서 얼굴이 검어지고 탁기가 흐르게 된다.

또 수기가 막히지 않고 잘 소통이 되면 기운이 영롱해지고 맑은 기운이 맺혀 생기가 넘치게 되지만 토기가 가로막아 수토 혼잡을 일으키면 생기는 사라지고 얼굴이 어둡게 변하면서 몸의 기운도 탁하게 흐른다. 또 목기가 잘 소통되면 청신하고 청아하며 목화통명을 이루어 지혜가 출중하고 생명의 생기가 가장 푸르게 반짝인다.

이상과 같이 기가 막히지 않으면 생기가 흘러 사람이 들끓게 되고 자연히 토지와 재물이 붙게 되는 것이다.

에너지 관리를 잘해야 부자가 된다

부자가 되는 지름길은 에너지 관리에 있다. 열에너지 그 자체가 생명이기에 에너지 관리가 잘 되어야 몸과 마음이 건강해진다. 여기에서 얘기하는 에너지 관리란 갑자기 에너지를 많이 낭비하여 탈진현상을 일으키는 경우와 헛되이 에너지가 낭비되는 것을 관리 조율하는 것을 말한다.

가난하게 사는 데에는 그 만한 이유가 있는데, 그 중 에너지 관리에 가장 큰 허점이 있다. 가장 어리석은 행위 중의 하나가 에너지를 낭비하여 심신을 괴롭히면서 돈까지 함께 없애는 행위이다.

이러한 행위는 돈이 사라지는 것이 문제가 아니라 몸과 마음에 그 충격파가 누적이 된다는 사실이다. 지나친 음주가 여기에 해당된다. 폭음을 자주하면 몸도, 정신도 아주 망가지는 것이다. 석 잔의 술 정도는 열에너지를 채워주는 효과가 있다. 술이 알코올이고 알코올은 그 자체가 에너지이기에 적정량이 들어가면 몸을 뜨겁게 해주는 역할을 한다. 그러나 도가 지나쳐서 2병, 3병이 들어가면 몸 속에서 열에너지를 태우는 데 몸 속에 있는 원기, 정기까지 끌어다 태워서 에너지 고갈을 일으켜 탈진이 생기면 그 후유증이 일주일 정도는 간다.

그러한 경우에는 몸에 이상이 오는 것은 둘째로 치고 정신적으로 우울증이 생겨 며칠 동안은 우울한 감정에 시달려야 한다. 주기적으로 이러한 감정적 변화를 겪으면 스스로의 능력이 저하됨은 물론 용기도, 신념도 사라지고 일의 능률마저 저하시켜 적당한 삶 속에 안주하게 된다.

에너지가 고갈되면 누구나 무능력자가 될 수 있다. 술은 사람을 충분히 그렇게 만들 수 있다.

> **에너지 관리를 잘해야 부자가 될 수 있다는 것은 에너지가 약하거나 고갈되면 몸에 이상이 오는 것보다 정신적으로 무기력해지고 우울증이 생겨서 재물을 모을 수 있는 능력을 상실한다는 것이다.**

또 에너지를 잘 갉아먹는 행위 중의 하나가 도박과 오락게임이다. 도박과 오락게임을 며칠씩 하여 에너지를 탈진시키면 역시 똑같은 현상이 일어난다. 열에너지가 마음의 즐거움을 유지시켜준다. 그러니 열에너지가 고갈되면 당장 무기력해지고 우울증에 빠진다. 특히 밤을 새우는 밤낚시, 지나친 심력 낭비, 불면증, 강박증, 습관적인 근심 걱정, 이러한 것들이 에너지를 낭비하게 만드는 주범이다.

사는 것이 힘들고 일이 잘 풀리지 않을 때에는 마냥 힘겹게 달려가지 말고 자신을 한 번 뒤돌아 보라.

거울에 자신의 모습을 한 번 비추어 보라. 객관적인 입장에서 거울에 비친 자신의 모습을 볼 때 무기력하고 지치고 생동감 없는 나그네 같은 타인처럼 느껴지는 자신을 발견할 것이다.

지금이라도 자신을 일으켜 세우려면 에너지 관리를 철저히 해야 한다. 꾸준히 몇 년 동안 감정의 기복이 없이 에너지를 잘 관리하면 내부에 공력이 생기고 밖으로 밝은 기운이 생겨 남들에게 호감을 사게 되고 따라서 일이 잘 풀리게 된다.

그러니 누구든 부자가 되려면 자기 관리에 철저해야 한다. 큰 능력을 얻으려면 변동이 없고 기복이 없는 한결같은 마음의 유지가 필요하다. 에너지 실기와 에너지 허탈만 일어나지 않는다면 그것이 가능하다.

따라서 평소에 감정에 휘둘려서 생활하지 말고 일정표가 있어 규칙적인 생활을 해야 한다. 일찍 자고 일찍 일어나는 습관을 길들이고 활동과 휴식을 적당히 취하고 어떤 일이든 넘치게 행하지 말며 즐거워하는 일일수록 깊이 빠져 에너지 낭비를 하지 않으며, 늘 중심을 세워 중도를 행하면 큰 능력을 펼칠 수 있다.

즐거움을 팔아야 부자가 된다

즐거움을 팔 줄 아는 사람은 지혜로운 사람이다. 무의식적이든, 의식적이든 즐거움을 파는 것이 생활화 된 사람은 반드시 부자가 된다. 그렇게 할 수 있다는 것은 수단꾼도 아니요, 아첨꾼도 아니요, 자기가 어느 정도 비워진 사람이다.

옛날이든, 현재든 자신을 낮추는 것은 무척 어려운 일이다. 자신을 낮추고 남을 높이며 상대를 칭찬하고 상대를 즐겁게 한다는 것은 이미 복 받을 그릇을 가지고 있는 사람이다. 반대로 우둔하고 어리석은 사람은 늘 자기 생각에 취하여 자기밖에 모르고 자기 위주로 세상을 바라보니 말을 해도 직선적이고 푼수처럼 하게 된다.

품격과 수준이 낮은 사람은 자기 위축감을 느끼기에 무의식적으로 상대를 깎아내리려 한다. 할 말이 없으면 날씨 얘기나 시사 얘기를 가볍게 던지면 되는데 꼭 상대의 얼굴을 걸고 넘어진다.

"어디 아픕니까? 얼굴이 많이 말랐군요."

“얼굴이 많이 부었습니다.”

이렇게 직선적인 말을 하면 건강한 사람도 마음속으로는 염려가 되고 실제로 아픈 사람은 속이 뜨끔하고 걱정이 쌓이게 된다.

이처럼 우매한 사람은 사소한 행위 속에서도 자신의 가치를 깎아내린다. 요즘은 농경시대도 아니요, 산업시대도 아니다. 서로 치열하게 경쟁하는 서비스시대이다. 농사를 지을 때야 상대를 좀 무시해도 곡식만 잘 자라면 먹고 살 수 있었지만 서비스시대에는 모든 사람이 나의 밥줄이니 당연히 모든 사람을 섬겨야 한다. 자기가 파는 것이 물건과 기술이라도 물건과 기술을 팔기 전에 즐거움을 팔 줄 알아야 한다.

상대가 가장 좋아하는 것, 상대가 가장 좋아하는 말을 빨리 찾아내어 상대를 즐겁게 해주는 능력이 탁월해질수록 자신의 사업은 날로 번창해진다.

현재 하는 사업이 식당이든, 옷가게든, 미용실이든 육일승천할 수 있다.

남의 마음을 헤아려야 부자가 된다

아직도 꿈을 못 깨고 사는 사람은 자기 포대기에 싸여있는 사람이다. 아직도 덜 떨어진 사람은 자만심을 내려놓지 못하는 사람이다. 자기 자랑, 자기 과시를 내려놓지 못하는 사람은 친구들이 하나둘씩 떠나가서 결국 자신 혼자만 남게 된다. 자신을 내려놓고 남의 기분, 남의 마음속에 들어가서 살 수 있다는 것은 많은 수양과 인내와 노력이 필요하다. 이것을 체질적으로 잘하는 사람은 사업가의 소질을 타고난 사람이다.

잠시 잠깐이 아닌, 한결같이 남의 기분, 남의 마음을 헤아리는 사람은 항상 재물이 풍요롭다. 그 이유는 마음을 비우고 자신을 내려놓는 일이 결코 쉽지만은 않은 까닭이다. 가족 간에도 마음을 모으기가 어려운 것이 요즘 현실이다. 생각이 다르고 개성이 다르고 사는 환경이 다른 타인을 이해하고 용납한다는 것은 내 자신의 비위를 내던져야 가능해지는 것이다.

비위를 내던져야 메스꺼움을 참을 수 있다. 역겹고, 느글거리는 일을 당하면 자신의 비위에서 토악질이 일어난다. 그러니 억지로 참는 모습이 아닌, 초연한 태도를 보이려면 비위를 잊어야 한다.

그래서 비위를 내던지면 작은 부자가 될 수 있고 간, 쓸개마저 빼면 큰 부자가 될 수 있다.

남에게 끝없이 잘해주는 것을 "간, 쓸개 다 빼준다."고 말한다. 또 참을 수 없는 경우를 잘 참고 화를 내야 할 때에도 화를 내지 않는 사람에게는 "당신은 간, 쓸개도 없소?"라고 말하게 된다.

간은 우리 몸에서 가장 말랑말랑하고 연약한 장기이기에 누가 억압하는 행위나 말을 하게 되면 간이 억눌려서 화가 폭발하게 되어 있다. 그래서 화를 잘 다스리고 항상 웃는 얼굴과 생기 넘치는 미소를 타인과 손님들에게 전달하기 위해서는 내 간과 쓸개는 토끼 선생처럼 빼놓고 다녀야 한다.

필자의 친구 중에 비위와 간, 쓸개를 내던지고 살아가는 사람이 있다. 그는 현재 큰 부자이다. 사업체도 여러 군데 있고 매우 번창하고 있으니 눈코 뜰 새 없이 바쁜 사람이다.

그러나 손님들에게는 언제나 친절하고 겸손하다. 언젠가 손님 중 한 분이 황토가 잔뜩 묻은 장화를 신고 와서 매장을 어지럽힌 적이 있었는데 얼굴 한 번 찌푸리지 않고 차 대접을 하고 또 밖에까지 따라나가서 배웅하는 모습을 보고 주위의 사람들이 모두 감동을 받았다. 왜냐하면 가식이 전혀 없는 진심을 발견했기 때문이었다.

대장이 튼튼해야
재물을 지킨다

돈을 버는 것도 중요하지만 돈을 쓰는 것이 더욱 중요하다. 아무리 열심히 일해도 낭비가 심하면 돈을 모을 수가 없다. 보통 사람들의 경우 벌어들이는 수입은 대부분 비슷비슷하다. 그런데 지출을 어떻게 하느냐에 따라 20년 정도 지난 후에는 상당한 격차가 벌어지게 되어 있다. 지출이 수입보다 많은 사람, 돈 씀씀이가 헤픈 사람은 항상 돈에 쪼들리고 빚쟁이에게 시달린다. 저축을 할 줄 모르는 사람은 베짱이처럼 노래나 부르고 즐거움만 찾아 노닥거리다가 갑자기 찬바람이 불고 어려움이 닥치면 경제를 탓하고 세상을 원망한다. 자신은 어떤 잘못도 없는데 그저 운이 나쁘다고만 생각한다.

저축과 보험은 어려운 때를 대비한 비상약, 비상식량과 같은 것이다. 씀씀이와 낭비가 심한 사람은 모으는 것에 대한 이해와 느낌이 부족한 사람이다. 티끌 모아 태산이 된다는 사실을 전혀 납득할 수 없는 사람이다. 어떤 여성이 자신의 머리카락을 10년 간 모았는데 생각보다 그 양이 상당히 많았다. 큰 바구니로 하나 가득 넘쳤다. 머리카락은 티끌 같은 것이지만 10년 동안 쌓이니 엄청난 양이 되는 것이다. 낭비와 씀씀이가 지나친 사람과 알뜰하게 잘 모으는 사람과의 차이는 어디에서 오는 것일까?

필자가 이 차이를 연구해본 결과 대장의 기능과 밀접한 관련이 있음을 발견하게 되었다. 낭비가 심하고 돈을 쉽게 잘 쓰고 돈 쓰일 곳을 자꾸 만들어서 돈이 잘 새어나가는 사람은 대장이 약한 사람이다. 대장이 약하여 설사를 잘하는 사람은 돈을 지키지 못하는 사람이다. 설사를 자주 하여 기운이 밖으로 새어나가듯 그렇게 돈도 같은 기운이니 밖으로 잘 새어나가는 것이다.

옛날부터 돈과 똥은 같은 기운을 가지고 있다고 생각했다. 그래서 똥을 밟으면 재수가 없는 것이 아니라 돈이 생긴다고 했다. 화투에서도 오동을 돈이라고 한다. 또 고스톱에서 설사를 하면 돈이 나가게 되어있다. 대장기능이 무력하면 밖으로 새어나가는 기운을 막지 못하기 때문에 재물이 새는 것마저 막을 힘이 없는 것이다.

따라서 대장의 힘을 강화시켜 대장 흡수력이 좋고 항문을 조여주는 힘이 커지면 자연적으로 재물을 보존하게 되는 것이다.

실제로 지독한 변비가 있거나 대장의 흡수력이 좋아 설사를 전혀 안 하는 사람은 상당히 알뜰하고 저축을 잘하고 무엇이든지 아끼는 습성이 강하다. 따라서 재물을 지키려면 대장을 튼튼히 해야 한다.

잘 즐길 줄 알아야 재물이 굳는다

인간은 노동을 하고 살아간다. 육체적, 정신적으로 노동을 한다는 것은 피곤한 일이다. 특히 도시의 생활은 단순 노동이 아니라 치열하고 복잡한 경쟁 체제 속에 있기에 더욱 힘들고 피곤하다. 그러나 삶이 힘들고 고통스러워도 그 속에서 즐거움을 추구하고 산다. 삶이 지향하는 것은 즐거움이고 그래서 인간은 즐거움을 향해서 달려가고, 즐기기 위해서 산다.

이렇듯 인간은 즐김을 위해 살기 때문에 어떻게 즐기느냐에 따라 그 사람의 가치가 결정되고 또 부자가 되기도 하고 가난해지기도 한다. 즐김에도 절제와 법도가 있다. 허겁지겁 급급하게 즐기다 보면 주머니가 텅 비게 된다. 즐김에서 가장 문제가 되는 것이 술이다. 술은 의지력을 약화시키고 이성을 마비시키고 점점 사람을 무능하게 만든다. 그래서 술집을 너무 자주 드나들면 재산을 탕진하고 무능력자가 된다. 즐김을 위해 유흥업소에 갈 수는 있지만 그것은 생활의 활력과 충전을 위해서이지 탐닉과 쾌락을 위해서 자주 드나들면 결국 패가망신한다.

술 다음으로 위험한 것이 도박과 오락이다. 요즘은 오락게임 자체가 도박이다. 도박에 빠지면 자신만 망하는 것이 아니라 가족과 친척, 친구, 사돈 팔촌까지 피해를 입힌다. 즐거움을 구하는 방법이 건전하지 못하면 몸과 마음이 상하고 재산을 탕진하게 되어있다. 그리고 각종 오락과 사행성 게임, 내기, 지나친 취미 등이 문제를 일으킬 수 있다. 즐김을 지나치게 몰두하거나 허겁지겁 급급하면 에너지 소모와 돈이 날아간다. 잘 살려고 노력하는 사람은 즐기는 방법부터 바꾸어야 한다. 즐기는 것이 오히려 건강을 이롭게 하고 재물을 굳히는 쪽으로 발전하게 되면 그것이 꿩 먹고 알 먹는 것이다.

즐기는 것을 수집이나 가꾸기 쪽으로 돌리면 건전해질 수 있다. 꽃 가꾸기, 나무 가꾸기, 토종식물 수집하기, 분재, 조류 기르기, 곤충 기르기, 돌 수집, 골동품 수집, 각종 물품 수집, 물고기 기르기 그리고 등산, 낚시, 공원산책, 볼링, 탁구, 테니스, 배드민턴, 기체조 등으로 몸을 단련하면서 즐거움을 구하는 쪽으로 마음을 쓰면 건강과 재물이 함께 얻어진다. 그러니 현재 수입이 적다고 안달하거나 허둥거리지 마라. 느리게 가도 더 단단하고 반석 같은 재물을 모을 수 있다.

> 오로지 걱정하는 것은 내 자신이 즐거움을 바로 찾고 있는가? 혹시 무엇에 혹하여 허겁지겁 허둥거리지나 않는지 자신을 잘 경계하고 살피면 반드시 크게 성공할 수 있다.

부자의 비결은
쌍벽에 있다

☯ 금화쌍벽

열심히 일하고 노력하는 데도 평생 가난을 벗어나지 못하는 것은 열에너지인 화기가 부족하기 때문이다. 에너지가 부족하지 않은 데도 가난을 면하지 못하는 것은 에너지가 기울어져 있기 때문이다. 에너지가 많다는 것은 화기가 많은 체질이라는 얘기이다. 화기가 많으면 다혈질이 되고 활동력이 왕성하니 많은 사람을 사귈 수 있고 또 많은 일을 할 수 있다. 그런데 문제는 분주하기만 했지 실속이 없다는 사실이다.

화기가 지나치면 성급하고 충동적이고 직선적이며 에너지 낭비가 극심하여 몸이 상하고 재물이 상한다. 화기가 견제를 받지 않고 분출하기만 하면 에너지가 밖으로 많이 새어나가는 만큼 수렴이 잘 이루어지지 않아 몸이 피곤하게 되고 또 에너지가 소모된 만큼 반대급부가 없으니 항상 마음이 허전하다. 그래서 또다시 성급해진다.

　화기가 많은 사람이 천리준마가 되려면 금기가 왕성하여 금화 쌍벽을 이루어야 한다. 금기, 화기가 쌍벽을 이루면 열에너지를 지칠 줄 모르게 써도 뿌리가 마르지 않는다. 밤낮으로 끊임없이 에너지를 사용해도 에너지 고갈현상이 일어나지 않는 것은 금기가 수렴과 수축과 끌어들이는 인력으로 에너지가 급박하게 발산되는 것을 견제하고 지속적으로 에너지 발산과 흡수를 조율하기 때문이다. 이렇게 금화쌍벽인 사람은 끝없는 활동력과 그것을 거두어들이는 금기의 수렴성으로 인하여 큰 부자가 되는 것은 말할 것도 없고 명예와 권세를 얻어 부귀 쌍전한다.

　그럼 화기가 많은 데 금기가 부족한 사람은 어떻게 해야 되는가? 당연히 금기를 수련하여 금기를 채워야 한다. 원심법을 사용하여 금기를 모아야 한다. 그럼, 금기는 구체적으로 어떤 기운인가?

　금기는 단단한 쇠 기운이다. 견고하고 강인하고 날카로운 기운이 금기이다. 또 서늘하고 흡인하고 수축하고 수렴하는 기운이 금기이다. 그러니 폭주하는 화기를 견제하기 위해선 흡인력과 수축력을 길러야 하는데 그렇게 하려면 원심법이 제일이다. 또 환경을 서늘하게 만들고 먹는 것을 그렇게 하여 마음으로 단단하고 견고함을 연마하고, 항상 흡인력을 기르는 것을 염두에 두면 결국 화기를 다스릴 수 있게 된다.

　반대로 금기가 지나치게 많은 경우가 있다. 금기가 지나치면 너무 견고하여 융통성이 없고 원칙적이고 강직하고 너무나 알뜰하고 절약하여 좋은 점은 많으나 소통이 원활하지 못하여 큰 발전이 없다. 따라서 화기를 모아야 한다. 화기를 모으는 방법은 성질이 뜨거운 식품을 먹는 것과 마음으로 발산하고 소통하는 것을 연습하고 원심법과 중심법을 수련하여 열에너지를 모으는 방법이 있다.

☯ 수화쌍벽

물 기운이 많으면 차갑고 서늘하다. 냉기가 강하면 자연히 화기가 부족하게 되고 화기가 부족하면 당연히 열에너지가 약하게 된다. 에너지가 부족한 사람은 활동력도 떨어지고 정신력도 부족하여 재물을 모으려면 많은 어려움이 따른다.

열에너지가 약하면 몸이 허약해지고 몸이 튼튼하지 못하니 조금만 활동을 해도 쉽게 피로하고 몸이 피곤하다. 모든 상대가 나를 귀찮게 하는 것으로 느껴져서 짜증을 내게 되고 얼굴을 찡그리게 되고 밝은 표정, 밝게 웃는 모습이 점점 사라지게 된다.

얼굴 표정이 어둡고 생기가 없는 것만으로도 이미 사람이 붙지 않고 점점 달아나게 되어있다. 그런데 에너지가 허약하면 정신력이 떨어지고 마음에서 즐거움이 사라지게 되니 기쁨 대신 우울한 감정이 쏟아져 들어와 우울증에 시달리게 된다.

스스로의 마음이 즐겁지 못하고 우울한 까닭에 타인에게 따뜻한 기운과 즐거움과 사랑을 베풀기가 어렵게 된다. 그래서 에너지가 허약한 사람이 재물을 모으려면 매우 힘들고 어려울 수밖에 없다.

그러나 수기가 많은 만큼 화기도 왕성하여 수화쌍벽을 이루면 에너지의 방출과 흡수가 원활하여 많은 활동을 할 수 있게 된다. 또 생기 넘치는 기운으로 많은 사람들을 끌어들일 수 있으니 그로 인하여 자연히 재물이 쌓이게 된다.

그럼, 수화 쌍벽을 이루지 못하고 화기가 부족하여 에너지가 불급한 경우에는 어떻게 해야 되는가? 평소에 에너지가 불필요하게 낭비되는 것을 막고 에너지를 아껴쓰는 것을 습관화한다. 생각을 많이 하는 것을 삼가고 정신을 모으는 수련을 자주 한다. 원심법, 중심법을 연마하여 열에너지를 모은다. 또 따뜻한 식품을 자주 섭취하고 하복부를 덥혀준다.

☯ 금목쌍벽

발산하는 목기와 수렴하는 금기가 쌍벽을 이루어 서로 마주치면 팽창과 수축현상이 진행되어 성장이 생기니 그것이 나무이다. 나무는 목기이지만 우리가 눈으로 보는 것은 나무의 표면이고 그것은 수축하는 금기이다. 다만 팽창하고 발산하여 성장하는 내면의 기운이 목기이다. 그리고 금기가 외곽에서 억압하여 누르지 아니하면 팽창력이 생기는 것은 불가능하다. 금기의 저항이 없는 목기는 흩어지는 바람에 불과할 뿐 나무라는 형상 있는 존재를 만들 수 없다.

금목이 마주치면 나무가 되어 성장해 나갈 수 있듯이 금목쌍벽을 이루는 사람은 성장과 발전을 거듭해서 부와 명예를 누릴 수 있다. 그러나 목기만 강하고 금기가 부족할 경우 발산력이 너무 강해서 밖으로 새어나가는 것만 많고 들어오는 것은 부족하게 된다. 그러니 몸도 왜소하고 깡마르게 되고 성정이 경솔하고 잘 튀어 오르므로 남들로부터 호감을 얻지 못한다.

이러한 단점을 보완하려면 금기를 키워야 한다. 금기는 단단하고, 무겁고, 수축하고, 수렴하는 기운이다. 금기를 키우려면 수렴성 식품을 자주 섭취하고 빨아들이고 수축하는 기운이 생길 수 있도록 쇠 기운을 가까이 하고 원심법을 수련하면 좋다.

☯ 토목쌍벽

토기는 흙의 기운이다. 토기는 흙의 기운이기에 잘 움직이려 하지 않고 정지하고 휴식하려는 습성이 있다. 그러니 물, 불, 바람의 기운과 대립하여 자유로이 움직이고 순환·운행하는 것을 방해한다.

토기가 커질수록 물, 불, 바람의 활동이 줄어들게 되고 토기에 막혀서 소통에 장애가 생긴다. 또 토기는 사람을 한없이 게으르게 만들고 무능력하게 만든다. 정신력을 무디게 만들고 순발력과 결단력을 무너뜨린다. 게으른 것 하나만으로도 성공의 조건으로 치명적인데 여러 가지가 겹쳐 있으니 토기가 많은 경우에는 삶이 힘겹다. 하는 일마다 막히고 꼬이고 틀어진다.

그러나 토기를 견제하는 목기가 함께 왕성한 경우 토목쌍벽을 이루어 토기가 정체되어 축적하는 기운을 목기가 재물로 만들어 부를 축적할 수 있게 된다. 그래서 토목쌍벽을 이룬 사람은 부자의 표상이 될 수 있다.

그럼, 토기가 많고 목기가 부족할 경우는 어떻게 해야 할까? 원심법의 염곡무를 매일 수련해야 한다. 그리고 땀을 흘릴 정도로 바쁘게 움직여야 한다. 누워 있거나 앉아 있는 것을 삼가고 생각을 적게 하고 행동하고 활동하는 것을 많이 한다. 생각하는 자가 아니라 행동하는 자로 습관을 바꿔야 한다.

중심을 세워야
부자가 된다

☯ 하복부의 중심

여자는 절개, 남자는 배짱이라는 말이 있다. 그러한 배짱과 절개가 어디에서 나오느냐 하면 아랫배의 단전에서 나온다. 아랫배에 힘이 생기면 배짱이 생기고 에너지가 강해져서 용기 백배해지고 활동력이 왕성해지고 매사에 자신감이 넘치게 된다.

그러나 단전에서 힘이 빠지면 중심이 무너지고 무기력해지고 온 몸에 식은땀이 흐르고 아랫배가 차가워지고 손발이 싸늘해진다. 아랫배에 냉기가 생겨 힘이 빠지면 현실감과 순발력이 떨어져서 우물쭈물하고 엉거주춤하게 된다.

현실의 어려움을 극복하려면 단전에 중심을 세워야 한다. 가장 먼저 따뜻한 쑥찜질이 좋다. 그리고 몸을 가열 순환할 수 있는 뜨거운 식품을 섭취하는 것이 좋다. 이와 더불어 중심법, 원심법 수련도 하면 좋다.

🌓 가슴의 중심

가슴의 중심이 무너지면 가슴이 답답하고 가슴이 두근거리고 생각이 많고 불면이 온다. 가슴의 중심은 마음 중심의 중심이다. 마음의 중심이 무너지는 것은 스트레스와 감정의 기복으로 인한 정신적 갈등 때문이다.

마음의 중심이 흩어지면 허무감이 생기고 무기력하고 불면이 오고 생각이 많아져 우울하고 강박관념이 생긴다. 마음의 중심을 세우는 것은 생각을 줄이는 것이고 마음을 텅 비우는 것이고, 열에너지를 채워서 즐거운 마음을 지속적으로 유지하는 것이다. 즐거운 마음을 유지하여 답답한 가슴이 시원하게 뻥 뚫리면 마음의 중심이 바로 세워진다.

🌓 머리의 중심

머리의 중심이란 머리가 맑고 머리가 시원하고 정신이 총명한 상태에 있는 것을 말한다. 초점 일치가 잘 되는 상태, 정신집중이 잘 되고 머리가 청명하고 혜광이 반짝이는 그러한 경우를 머리의 중심이 세워진 것이라 말할 수 있다.

머리의 중심이 없으면 정신력이 약하여 정신이 산만하고 집중이 잘 안 되고 잡념이 많다. 그래서 정신이 잘 흩어지므로 중요한 일을 처리하는 데 매우 힘이 든다. 따라서 정신력을 강화하고 집중력을 높이는 것이 머리의 중심을 세우는 것이다. 그렇게 하려면 에너지 관리를 잘하여 감정의 기복을 다스리고 정신력을 키우는 집중훈련을 꾸준히 해야 한다.

지독해야 잘 살 수 있다

일반적으로 지독이라는 단어는 좋은 쪽보다는 나쁜 쪽으로 많이 알려져 있다. '지독스럽다', '지독한 놈' 이렇게 표현할 때는 악착같고 몰인정하고 매몰찬 사람을 말할 때와 비슷한 느낌으로 사용된다.

그러나 그것은 잘못 알려져 있는 사실이다. 지독이라는 뜻은 독에 도달한다는 뜻이다. 겉만 보았을 때는 독종이라는 내용과 통하는 것 같지만 실제의 참뜻은 그러한 것이 아니다.

지독이란 지독상생을 말하는 것이다. 정신력이 강하여 에너지 결집을 이루어 결실을 맺은 상태를 지독이라고 하는 것이다.

지독하지 못하다는 것은 사람이 헐렁하고 하는 일에 전심전력을 투구하여 최선을 다하지 않고 마음이 해이해져 하는 사업을 말아먹으면 자신만 망하는 것이 아니라 함께 했던 사람까지 망하게 만든다. 그것은 마음씨 좋은 호인이 아니라 물귀신이 되는 것이다. 필자의 말이지만 이것을 가리켜 '자망타살'이다. 그래서 지독을 바로잡아야겠다.

지독이란 아름다운 결실을 맺는 것이다. 지독은 다음과 같은 것이다. 봄이면 나무나 풀들이 꽃을 피운다. 그리고 꽃이 떨어지고 난 후에 열매가 맺히는데 그 열매는 당장 익지 않는다. 봄이 지나고 여름이 지나고 가을의 막바지에 열매가 익는다.

그런데 감이나 배, 사과 등의 과일 속에는 씨가 있고 씨 속에는 씨눈이 있다. 이 씨눈이 영그는 데는 가을의 막바지가 되어야 형성되고 이 씨눈이 바로 지독이다. 씨눈은 하루 아침에 생기지 않는다. 그야말로 지독하게 해야 생긴다. 봄에 생긴 말랑말랑한 열매의 음기가 태양의 양기를 끝없이 빨아들여 포획해야 한다.

그러나 이 양기는 열에너지이기에 빨아들이면 달아나고 또 빨아들이면 달아나고… 봄부터 가을까지 반복의 연속이다. 끈기가 없으면 주저앉을 일이다. 그렇게 가을의 끝에 드디어 양기가 포획되어 씨눈이 형성되는 데 그 까닭은 음기의 끝없는 노력으로 자신의 살덩어리가 딱딱하게 굳어져 그 공력으로 양기를 포획한 것이다.

이 씨눈을 지독이라고 하는 것은 어렵게 포획된 것이고 실제로 독에 이르는 것이다. 그래서 작은 벌레가 이 씨눈을 파먹으면 죽게 되니 다른 곳은 파먹어도 씨눈은 파먹지 못한다. 그러한 까닭에 이 씨눈이 다시 생명의 싹을 틔울 수 있는 것이다. 그래서 지독상생이다.

독에 도달하여 상생을 일궈내는 것이 지독인데 누가 지독을 나쁜 뜻으로 말할 수 있겠는가? 지독하지 못하여 에너지 응집을 못하고 생명 통일을 못하면 상생으로 이어질 수 없다. 그래서 지독상생 못하면 자망타살한다는 것이다. 그러니 기필코 부자가 되고 싶다면 위의 내용을 잘 음미하기 바란다.

chapter 6

뇌세포 일깨워 똑똑해지는 법

정신이 맑지 못한 까닭은?

눈빛이 어두운 사람이 있다. 눈이 흐리고 힘이 없고 안광이 없는 사람이 있다. 이러한 사람은 머리가 무겁고 머릿속에 안개가 끼어 있는 것처럼 답답하고 어둡다. 정신력이 좋고 지능이 뛰어나려면 머리가 가을 하늘처럼 청명하고 머릿속에 쾌청하고 시원한 기운이 흘러야 한다.

그러나 머리가 무겁고 머릿속이 답답하면 뻔한 일을 가지고도 뭉그적거리고 꼼지락거려서 곁에 있는 사람의 울화통을 터지게 만든다. 그렇게 하는 것은 뇌 기능의 소통이 원활하지 못하기 때문이다.

맑은 진액과 진기가 머릿속으로 잘 흘러들어가야 머리가 맑아지고 두뇌가 명석해진다. 그러나 토기가 많아서 산소와 진액, 수액과 열에너지의 흐름을 방해하면 머리가 무거워지고 뇌 기능이 저하된다.

머리가 좋아지려면 우선 정신이 맑아야 하는데 그렇게 되려면 먼저 청명이 생겨야 한다. 그럼 청명은 어디서 오는가?

청명은 물에서 생긴다. 물이 맑은 물이 되려면 탁수의 불순물이 사라져야 한다. 뻑뻑하고 끈적끈적하고 탁하게 엉켜있는 불순물의 찌꺼기가 사라지고 물의 흐름이 좋아서 물이 맑아지기 시작하면 이러한 담백한 물에서 청명이 이루어지고 수정청명한 기운은 아래로 내려가는 것이 아니라 가볍고 맑은 것이기 때문에 위로 올라가 뇌속으로 들어가서 뇌기능을 활성화시킨다.

그리고 불기운은 정신을 밝히는 재료가 되고 열에너지가 정신에너지로 전환되는 것이다. 그래서 불은 잘 타올라서 밝은 빛으로 바뀌어야 하고 불이 타서 화광광명을 일으키므로 생각할 수 있는 인식체가 생기는 것이다.

물이 맑고 불이 빛나는 것은 그 흐름과 소통이 원활하기 때문이다. 그러나 흙의 기운인 토기가 많이 들어오면 물길이 막히고 불길이 멈추게 된다. 토기는 물과 불의 소통을 가로막기에 토기가 많이 생기면 정신력이 약화되고 정신이 자꾸 흐려진다.

몸 속에서 물보다 더 유동적인 기운은 공기이다. 공기는 바람의 기운이고 바람의 기운은 움직이고 발산하여 뇌 기능을 활발히 하고 뇌 기능을 시원스럽게 만든다. 뇌는 산소가 많이 공급되고 맑은 진액과 진기가 많이 공급되면 뇌세포가 활발하게 활동을 하게 된다. 그러나 바람의 기운이 미약해지면 토기가 많아지게 되고 토기는 산소와 진액과 진기를 차단하므로 뇌세포가 찌부러지게 된다. 그래서 토기를 많이 뺄수록 두뇌가 발달한다.

정신력이 떨어지는 까닭은?

총명과 총기가 부족한 것은 기 에너지의 상승력이 부족하기 때문이다. 총명과 총기는 기 에너지의 결집이다. 머리에 기 에너지가 잘 모여서 공명이 생기고 밝음이 일어나 머리가 명쾌한 것을 말한다.

따라서 머리가 좋아지려면 기 에너지가 잘 상승하여 뇌세포를 증식시키고 활성화시켜야 한다. 기가 부족하고 에너지 상승력이 약하면 당장 정신적으로 문제가 생긴다. 기가 부족하면 냉기가 생기고 냉기가 생기면 움츠러들고 움츠리면 어두워지고 그렇게 되면 정신이 밝을 수가 없다.

차가운 기운은 핏속에 냉기가 생기게 만들어 심약하고 소심한 사람을 만든다. 심장과 간담에 열에너지가 공급되지 못하면 정신력이 강하지 못하여 많은 정신적인 문제가 나타난다. 집중력이 떨어지는 것은 물론 생각과 잡념이 머리를 괴롭히고 두려움과 공포,

공허감에 잘 사로잡힌다. 불안증, 우울증, 대인 공포증, 강박증 등의 증상에 시달린다.

이러한 증상이 있으면 이해의 폭이 좁아지고 창의력을 발휘할 에너지가 없어지고 집중력이 점점 허약해진다. 머리가 나쁘다는 것은 머리 구조에 이상이 생기고 문제가 있는 것이 아니라 공급과 소통의 문제이다. 화기불급하여 에너지 상승이 잘 안 되면 정신력에 문제가 생겨 지능이 떨어지게 된다. 또 산소의 공급으로 열을 식혀주는 작용, 맑고 청명한 진액의 상승작용 등이 원활히 이루어지지 않아 뇌세포의 활동과 증식이 떨어지면 뇌 기능이 저하되는 것은 당연지사이다.

화기미달에서 오는 정신력의 저하는 열에너지를 잘 치성하여 심약해진 심장기능을 튼튼히 하고 담약해진 담낭기운을 북돋아 주면 금방 정신력이 회복될 수 있다. 양기와 열에너지가 부족한 사람은 에너지 관리에 많은 정성을 기울여야 한다. 즐김을 위해서 에너지를 급급하게 쓰는 것을 삼가고 감정의 기복을 겪지 않는 것이 매우 중요하다. 그러기 위해서는 항상 성질이 따뜻한 음식을 꾸준히 섭취해야 한다. 마음이 침울해지고 공허하고 우울한 것은 열이 식었기 때문이니 빨리 따뜻함을 채워줘야 한다.

중심력을 강화하면 머리가 좋아진다

중심력을 강화한다는 것은 무슨 뜻인가? 중심력 강화란 축을 단단하게 세워서 흔들림이 없게 하여 수레바퀴가 잘 돌아가게 하는 것을 말한다. 중심력을 키우려면 중심점을 잘 세워야 한다. 가장 먼저 마음의 중심축을 세우는 것이 중요하다. 마음이 불안하고 정신이 산란하고 생각이 많은 것은 중심축이 없기 때문이고 중심력이 생기지 않았기 때문이다.

▶ **마음의 중심축**은 고정 불변해야 강한 중심력을 발휘한다. 어떤 중심축이든 축이 흔들리면 축으로서의 가치를 상실한다. 자동차 바퀴의 축, 수레의 축, 이러한 축들도 움직임이 없이 고정되어 있다. 바퀴만 굴러갈 뿐 중심축은 움직이지 않는다. 만약 바퀴와 함께 중심축이 움직이면 얼마 굴러가지 못하고 고장이 나서 멈추고 말 것이다.

따라서 마음의 중심축은 변하지 않는 마음자리, 무심의 자리, 고정 불변의 마음자리, 이리저리 끌려다니지 않는 자리, 자기를 돌아보지 않는 본래 자리, 이것이 마음의 중심축이다.

그러한 자리를 바로 세우지 못했으면 차선으로 뜻을 세워 마음의 중심축으로 삼는다. 그렇게 해서 중심력이 생기면 집중력과 이해력의 폭이 커진다.

다음은 ▶**몸의 중심축이다.** 몸의 중심은 아랫배의 단전이다. 여기를 하단전이라 한다. 나이를 먹어 갈수록 건강에 적신호가 오고 여러 가지 질병이 찾아오는 것은 하단전의 중심이 무너져가고 있기 때문이다. 몸의 중심이 무너지면 아랫배가 차가워지고 탄력이 사라져 하복부에 힘이 들어가지 않는다. 하복부에 냉기가 많아지고 상열하한이 생겨 중심이 기울게 되면 여러 가지 질병의 징후가 나타난다.

이와 동시에 머릿속이 복잡해지고 정신이 산란해져서 정신력을 모을 수 없고 정신집중을 할 수가 없다. 몸의 중심이 흔들리면 불면이 생길만큼 생각과 잡념이 많아져서 머리가 어지럽게 되어 뇌 기능이 저하된다.

머릿속이 맑지 못한 사람은 하단전의 힘을 키워야 한다. 아랫배에 따뜻한 에너지가 충만하면 집중력, 이해력, 판단력, 창의력이 커져서 매사에 일 처리가 명쾌해진다.

다음은 ▶**머리의 중심이다.** 머리의 중심은 인당이다. 양미간 사이의 중심점, 제 3의 눈이 머리의 중심축이다. 여기가 정신을 모으고 정신력을 키우는 자리이다.

　머리의 중심축이 있다는 것은 미간에 힘이 생겨 정신이 모이고 정신력이 미간을 중심축으로 하여 왕성하고 견고하게 모여 있다는 말이다.

　이렇게 혜중에 중심축이 있는 동안에는 정신이 산란하거나 집중력이 흩어지지 않는다. 만약 정신집중이 어렵고 정신이 산만하고 마음이 번잡한 사람은 미간의 정신에너지가 흩어진 사람이다. 따라서 제 3의 눈을 단련하여 정신력을 키워야 할 것이다.

소양경락을 열어야 머리가 좋아진다

소양경락은 수소양 삼초경과 족소양 담경으로 되어있다. 소양경락은 열에너지가 흐르는 경락이다. 삼양 삼음 중에 소양이 가장 열이 많다. 그래서 진성 소양인은 인삼, 술, 부자, 옻닭을 먹지 못한다. 그래서 소양경락은 많은 열을 관장하는 경락이다.

화기와 가장 가까이 있는 장기는 심장이고, 이러한 화기는 정신 세계와 깊은 관계가 있다. 정신 가운데 신이 화기의 화광 광명에 의하여 형성되기 때문이다. 따라서 화기가 불급하면 정신력이 미달된다. 화기는 정신에너지를 키우는 양식과 같은 것이다. 담낭이 소양경락에 속하는 것은 열에너지를 공급하는 송유관 노릇을 하고 있기 때문이다. 그래서 담낭의 온도가 떨어지거나 담즙이 허약하면 당장 정신장애가 생긴다.

담낭이 약하면 가장 먼저 생기는 것이 두려움과 무서움증이다.

두려움으로 인하여 겁을 먹고 덜덜 떠는 것은 담낭경락이 작동한 것이다. 사람 몸에는 12경락과 기경 8맥이 있는데 다른 모든 경락들은 그 흐름이 완만한데 유독 담낭경락만이 비틀비틀 갈지자로 왔다 갔다 하면서 꺾여서 흐르고 있다.

그러니 담낭경락으로 기가 흐르게 되면 자연히 몸을 덜덜 떨게 된다. 특히 개가 뒷다리를 덜덜 떠는 것을 자주 볼 수 있는데 그것은 개가 겁이 많고 담낭경락이 더욱 지그재그로 꺾여 있기 때문이다. 이렇게 담약한 징후가 몸으로 나타나는데 이것만 보더라도 담낭경락이 정신신경과 연결되어 있음을 느낄 수 있다.

담약한 것이 정신으로 나타나면 불안, 두근거림, 신경쇠약, 불면, 우울증, 강박증, 결벽증 등으로 나타난다. 생각이 많고 정신집중이 되지 않으며 자율신경이 매우 약해지고 의지가 박약해진다. 정신력과 집중력을 키우려면 담낭의 기운을 키워야 한다.

다음은 담낭경락과 짝을 이루고 있는 삼초경락이다. 삼초경도 소양경락 속에 있으니 열에너지와 연결되어 있고 정신신경과 관련이 되어 있음이 분명한 사실이다.

그러나 삼초경락은 지금까지 잘 알려지지 않은 경락이다. 삼초를 상초, 중초, 하초로 나누어 몸의 상체를 상초, 몸의 하체를 하초, 몸통의 중심 부위를 중초, 이렇게 나누어서 삼초를 배속해 놓았다.

깊이 생각해 보지 않아도 약간 억지성이 있는 것 같고 굳이 상중하로 배속해야 할 필요성을 발견할 수 없다. 또 삼초를 몸의 세 군데 부위로 나누지 않았을 때 나타나는 불편한 점, 삼초경이 몸에 미치는 반응 등을 살펴볼 때 삼초경락은 몸에 작용하는 경락이 아니라 정신신경에 반응하고 작용하는 경락임이 분명하다.

필자가 심혈을 기울여 연구해본 바 삼초경은 담낭경락과 한 쌍이고 소양경락에 속하니 담낭경과 더불어 정신신경계에 배속이 되어 있음을 발견하게 되었다.

삼초경락은 물질적인 것보다는 정신적인 것에 작용하는 경락이다. 따라서 삼초경은 물질적인 영역을 뛰어넘어 정신적인 영역에 속해있다. 좀 더 구체적으로 얘기해서 삼초경은 정신이 저장되고 정신이 활동할 수 있는 정신의 공간을 말하는 것이다.

그럼, 삼초로 나누는 까닭은 무엇인가? 우리 몸에 정신적인 센터가 머리에만 있는 것이 아니라 세 곳으로 나누어져 있다. 아랫배의 하단전과 가슴의 중심과 이마의 상단전이다. 이곳이 정신의 센터이며 정신의 활동공간이 여기에 있다. 더불어 정신기능도 함께 저장된다.

삼초경을 강화하는 방법은 담낭을 튼튼하게 만들면 자연히 삼초경도 좋아진다.

> **삼초의 기능을 높이는 방법으로 하단전을 따뜻하게 해주는 것이 좋다.**

소양 경락이 제 구실을 하려면 열에너지가 소양경락을 덥혀주어야 한다. 냉기가 소양경락으로 침범하면 정신적인 장애가 생길 수 있다.

청명을 종기해야 머리가 좋아진다

인간이 동물보다 머리가 좋은 것은 횡생이 아니고 종생이라는 이유 때문이다. 횡생은 머리를 하늘로 두지 못하는 짐승을 말하고, 종생은 머리를 하늘로 두고 직립보행을 하는 인간을 말한다. 머리를 하늘로 두거나 두지 못하는 차이에서 어떻게 지능이 달라질 수 있는 것인가? 그것은 청명 종기에 있다. 청명 종기란 맑고 밝은 기운을 머리에 모으는 것을 말한다. 머리를 하늘로 두면 맑은 진기가 올라가서 모이게 되지만 머리를 옆으로 두면 탁한 기운이 흘러 들어와서 머리가 무겁고 탁기가 쌓여 지능이 낮아진다.

인간의 몸 속이나 동물들 속에도 진유고액이 있는데 이것은 탁하고 무거워질수록 아래로 가라앉고 맑고 가벼워질수록 위로 떠오른다. 그래서 혀 밑에 침이 있으니 진이요, 가슴에 젖이 있으니 유라고 한다. 또 배에는 기름이 있으니 고라고 부르고 하초에 끈적한 것을 액이라고 한다. 그러니 맑은 것은 위로 떠오르고 탁한 것은 아래로 가라앉는다.

유리병 속에 과즙이나 막걸리 등을 담아 놓으면 위에는 맑은 기운이 있고 아래에는 탁한 찌꺼기가 가라앉아 있다. 곡주를 담가서 술을 빚으면 위에 뜨는 술은 청주요, 아래의 술은 탁주라고 말한다.

이처럼 상청하탁은 모든 존재들 속에서 나타나는 자연 법칙이다. 그러한 까닭에 밤이고 낮이고 누워만 있으면 횡생과 다를 바 없고 또 차츰 머릿속에 탁기가 쌓여 지능이 점점 떨어지게 된다.

청명한 두뇌, 맑은 정신을 가지려면 앉아 있거나 서 있는 시간이 길어야 한다. 특히 청명종기가 일어나는 시간은 새벽 3시 반에서 5시 반이다. 이 시간이 인시이다. 정확히는 30분 늦추어진 시간인데 그렇게 하는 것은 중국과 우리나라의 시차를 감안해서이다.

술시가 지나면 어두운 음기가 들어오고 인시가 되면 밝은 기운이 들어온다. 그리고 인시에는 양기가 아래로 하강하는 시간이다. 양기가 하강하는 시간에 책상다리를 하고 앉아 있으면 자연적으로 청명이 종기된다. 그러니 공부하는 학생들은 새벽 4시에서 7시까지가 황금보다 더 소중한 시간임을 자각해야 한다.

> **머리가 점점 좋아지게 하려면 밤 11시가 되면 무조건 잠을 자야 한다. 그리고 새벽 3시 반에 일어나 머리를 하늘로 두고 앉아 20분간 호흡 수련을 해야 한다.**

내쉬는 날숨을 길게 내쉬면서 날숨을 집중한다. 꾸준히 반복해서 오래도록 수련하는 것이 중요하다. 그리고 6시 반까지 공부하는 것이 좋다. **새벽에 일어나 공부를 하면 집중력이 높아져 3배의 효과가 있다.**

풀 향기가 머리를 맑게 한다

축농증이 심하거나 코가 막히면 머리가 무겁고 두뇌 회전에 장애가 생긴다. 그래서 코가 뻥 뚫리거나 그렇게 될 만큼 강한 향기를 맡으면 머릿속에 시원한 바람이 부는 것처럼 맑아진다. 감기에 걸리거나 열이 떠오르면 일시적 또는 지속적으로 뇌 기능의 저하가 일어난다. 고열에 심하게 노출되면 뇌 기능이 급격하게 저하된다. 감기 정도의 미열이나 머리가 막히고 무거운 데에는 강한 향기를 냄새 맡거나 향기로운 차를 마시면 그 증상을 호전시킬 수 있다.

머리가 무겁고 답답할 때에는 사인, 백두의 향, 박하, 용뇌의 향을 맡으면 머리가 뻥 뚫린 것처럼 시원해진다.

고가이긴 하지만 가남향(침향)을 태워서 향 연기를 맡으면 답답한 머리를 맑게 할 수 있다. 허브향의 화초를 키워서 냄새를 맡아도

머리가 맑아진다. 천식 환자가 숨
이 가쁘면 기도를 확장시키는
방법을 쓰듯이 머리가 무겁
고 머리가 막혀 있는 것처럼
느껴질 때 박하, 용뇌, 사인
같은 향을 냄새 맡으면
머리가 시원해진다. 그리
고 국화차, 박하차, 오가
피차, 두충차, 허브차 등을
마시면 머리가 맑아진다.

식광을 열면 천재가 될 수 있다

식광을 연다는 것은 뇌세포를 한 번 변화시키는 것을 말한다. 뇌세포가 크게 변화해서 두뇌가 완전히 바뀌는 것을 식광이라 한다. 지혜의 빛이 열려서 온갖 사물의 이치를 통달하게 되는 것을 말한다. 정신통일을 완전하게 이루면 순간적으로 식광이 열린다. 식광을 연다는 것은 정신을 각성시켜 의식 확장을 일으키는 것이다. 식광을 여는 방법은 다음과 같다.

☯ 제 3의 눈인 인당을 집중한다

너무 강하게 집중하면 두통과 눈이 아플 수 있으니 적당하게 지그시 인당을 응시하면 좋다. 인당을 응시하면 빛이 보이고 여러 가지 무늬가 보일 수 있으니 그러한 것에 너무 집착하면 정신이 흩어진다. 식광을 여는 데에는 오로지 정신의 완전한 통일이 중요하다. 그래서 인당을 집중하고 응시하는 데 잡념이 자꾸 떠오르면 성공할 수가 없다. 따라서 인당을 집중하면서 "오~" 음을 길게 내면서 "오~" 음의 진동을 이용하여 잡념이 떠오르는 것을 차단한다. 복부에서 오음을 끌어올려 온몸을 진동시키고 생각을 차단하여 인당을 집중시킨다.

그리고 계속해서 오음의 진동으로 인당을 진동시켜 크리스탈룸을 반응시킨다. 인당혈 뒷면에 크리스탈룸이 있는데 이것을 가리켜 수정궁이라고 한다. 수정궁과 짝하여 있는 궁이 천곡궁인데 천곡궁은 화기로 이루어지고 수정궁은 수기로 이루어지니 수정궁의 정기와 천곡궁의 신기가 서로 만나 정신을 이루고 수정궁의 수정청명과 천곡궁의 화산광명이 서로 합하여 정신통일을 이루면 그것을 식광이라고 한다. 식광을 열기 위해서는 잠깐 잠자는 시간을 제외하고 밤낮으로 인당을 집중하여 "오~" 소리로 인당을 뚫고 천곡궁에 도달시켜야 한다. 36일간 행하면 성공할 수가 있다. 중요한 것은 꾸준히 하는 것이 관건이다. 열을 올렸다 내렸다 하여 마음이 식으면 천곡궁으로 가는 문이 점점 두꺼워진다.

'오~' 소리를 낸다

또 다른 방법으로는 아침저녁으로 각각 40분씩 인당을 집중하여 "오~" 소리를 내는 방법이다. 6개월간 하루도 쉬지 않고 탄력을 끌어올리면 좋은 결과를 얻을 수 있다.

가슴을 열면
지혜가 생긴다

가슴을 연다는 것은 중단전을 연다는 것이다. 중단전을 여는 것은 몸을 단련하여 몸을 여는 것이 아니라 마음을 단련하여 마음을 여는 것이다. 따라서 중단전을 여는 것은 육체적 수련이 아니라 마음 수련이며, 정신적 수련이다.

> **마음을 여는 마음 수련 방법은 마음을 텅텅 비워서 무아의 상태, 무념의 상태를 만드는 것이다.**

무아 무념의 상태란 무엇인가? 자아의 실체가 텅 비워져 있다는 사실을 자각하고 망집, 망념의 꿈을 깨는 것이다. 자아가 현상과 표상으로 인하여 생기는 공각임을 절실히 느껴서 몸을 여의고 기억을 버려서 무심의 마음이 되어보는 것이다. 몸의 중심을 세워서 하단전을 여는 것은 고도의 집중력을 필요로 하지만 마음의 중심을 세우고 마음의 문을 여는 것은 마음의 결심과 인정과 결정으로 이루어진다. 무아를 하려면 무아를 이해하고 무아를 인정하고 그리고 무아를 결정해서 소금을 치는 것이다. 에고와 아상이 싱싱하게 살아서 펄펄 뛰면 소금을 팍 쳐서 숨을 죽이는 것이다. 영양공급으로 인하여 생겨난 육신도, 육신으로 비롯된 기억도 언젠가는 사라질 것들이다.

이러한 것들은 필히 귀천하게 되어있다. 모두 다 돌아가고 돌아가서 물거품처럼 꺼져서 사라질 것들이다. 그래서 애착과 미련을 버리고 몸뚱이나 몸에서 비롯된 생각과 기억을 모두 버리고 무심 세계로 들어가 보는 것이다. 참으로 돌아갈 곳으로 육신과 망념의 기억을 돌려보내면 마음이 그대로 비워져서 무념 무아의 경지에 도달하게 된다. 이때 그 무엇도 찾을 수 없는 무심처에서 참으로 돌아가지 않는 진불천하는 본성을 발견해야 한다. 이것이 진성이요, 진아요, 참나이다. 이것이 참생명이요, 참성품이요, 본래의 자성이다. 이 자성을 만나는 것이 견성이요, 진불천하는 나의 본래 면목이다.

이러한 자리는 멀리 있는 것이 아니라 바로 여기, 이 순간, 이 자리에 있다. 그래서 앉은자리가 제자리요, 이 자리가 본자리라고 말하는 것이다. **진실로 마음을 비워 무아가 되고 무심이 되면 그 증표로서 가슴이 열리고 심장에서 바람이 나온다.**

박하 기름 같은 화한 바람이 심장에서 쏟아져 나와서 온 전신을 돌아다닌다. 그 박하향이 심장에서 계속 쏟아져 나와서 온몸을 구석구석 어루만지며 일백일 정도 몸 속에 머물면서 몸과 머리를 좋아지게 한다. 시원하게 툭 터진 가슴은 마음을 넓게 만들고 의식은 크게 확장되어 지혜가 충만해진다.

몸의 중심을 세우면
뇌세포가 바뀐다

몸의 중심은 하단전이다. 아랫배의 관원혈이 하단전이고 몸의 중심부위이다. 몸의 중심을 세우는 방법은 하단전에 정신력을 모아서 정신의 핵을 심는 것을 말한다.

정신력을 모으면 열에너지가 쌓이고, 에너지가 뭉쳐서 단단한 공을 만들면 수화통일이 일어나 생명력이 형성된다. 그것은 마치 나무가 열매를 달아 익어가는 과정과 유사하다. 열매는 음기와 수기로 태양에너지를 듬뿍 빨아들여 내부에 축적한다. 봄부터 가을까지 지치지 않고 끊임없이 열에너지를 흡수하면 가을 막바지에 생명핵의 씨눈이 생기는 것이다.

하단전에 정신에너지를 모으는 이치는 열매가 태양에너지를 빨아들이는 것처럼 해야 한다. 아랫배를 단전이라고 하는 까닭도 정신에너지인 단의 열매를 가꾸는 밭이라는 소리이다. 단전에 기를 모으는 방법은 다음과 같다.

☞ 단전에 기를 모으는 법

- 정신을 집중하여 단전을 응시하고 응념이 쌓이도록 초점을 일치시킨다.

- 정신은 단전을 떠나지 않으면서 내쉬는 호흡인 날숨을 따라다닌다. 날숨 에만 주의를 기울이고 들이마시는 숨은 신경을 쓰지 않는다.

- 날숨을 조금 길게 내쉰다. 생기는 날숨이 끝나는 지점에서 몸 속으로 들 어와서 쌓인다.

- 그런데 날숨에만 너무 치중하면 호흡이 급박해지는 수가 있다. 마음을 늦추고 호흡보다는 단전에 더 집중하고 응시하면 호흡이 편하고 날숨이 길어진다. 정신력이 응결되어 정신에너지가 쌓이면 아랫배가 따뜻해지기 시작한다.

- 아침저녁으로 하루 2번, 수련시간은 40분 정도가 적당하다. 꾸준히 수련 하면 차츰 하단전에 열에너지가 쌓이고 100일이 지나면 수화통일이 시 작되는 생명핵의 열매가 맺힌다.

- 이때가 되면 단전에 거의 덩어리가 뭉쳐서 움직이기 시작한다. 따뜻하 고, 뜨겁고, 시원하고, 묵직하고, 뻐근하고 단단한 기운들이 뭉쳐서 돌기 시작하면 열매가 익을 때다.

- 빠른 사람은 100일이면 되고 보통인 경우에는 6개월 정도 걸린다.

- 단전에 기가 충분히 쌓인 뒤 열매가 익은 후에 독맥으로 기를 올려보내 야 백회를 정확하게 뚫을 수 있다.

- 독맥을 통해 백회가 열리면 뇌세포가 크게 변화하여 뇌기능이 크게 향상 된다.

chapter **7**

입시·고시 합격하는 법

에너지 관리가 중요하다

수험생에게 가장 중요한 것은 체력관리이
다. 몸이 무기력해지고 피곤하고 의욕이 상실되어 늘어져 있으면
황금 같은 시간이 계속 낭비될 뿐 아니라 공부의 능률이 오르지 않
아 가슴이 답답해지고 짜증이 치밀어 오르게 된다.

에너지 관리를 잘해서 체력을 튼튼하게 가꾸면 공부의 능률을
올릴 수 있다. 수험생이 조심해야 될 것은 체온관리와 식사관리이
다. 냉방에 자거나 에어컨의 냉기를 조심해야 한다. 냉기가 몸 속
으로 침투하면 감기 또는 배탈, 설사를 할 수 있다. 감기에 걸려서
기침, 가래가 심하고 열이 오르면 체력이 약해지고 또 오래도록 감
기가 지속되면 공부에 악영향을 끼치게 된다.

또 장이 약한 사람은 냉기나 습기, 우유 등이 들어오면 설사를
계속 할 수 있다. 지속적인 설사는 체력을 많이 약화시킨다. 정신
력과 집중력은 체력이 밑받침되어야 하므로 평소에 에너지 관리를

철저히 하여 건강한 몸을 유지해야 한다.

그런데 에너지 소모가 많아서 에너지가 텅 비게 되면 몸이 무기력에 빠져서 허탈해지고 정신력이 많이 떨어지게 된다. 그럼, 에너지의 낭비는 어떤 경우에 가장 많이 생기는가?

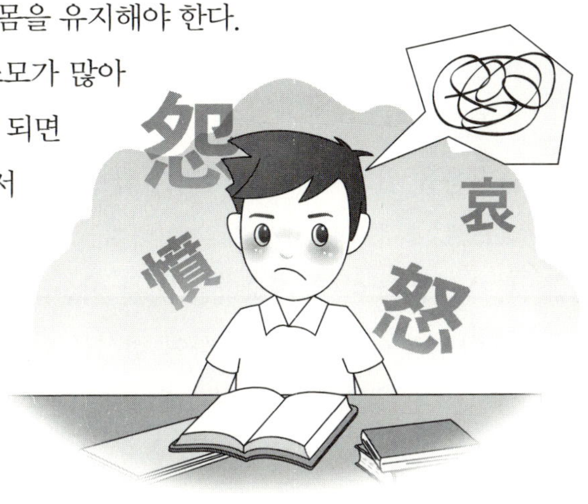

▶ 수험생에게 가장 나쁜 것은 생각을 많이 하는 것이다.

공부에 치명적으로 방해를 일으키는 잡념과 쓸데없는 생각들, 하지 않아도 될 근심 걱정들, 그렇게 생각을 많이 해서 정신에너지를 낭비하면 에너지 소모가 많아져 정신기능을 약하게 만든다.

▶ 감정에 쏠려서 감정에 오래도록 끌려다니면 에너지 낭비가 심하게 생긴다.

격한 감정일수록 에너지 소모가 극심해진다. 분노심, 질투심, 원망, 미움, 공포심, 슬픔… 이러한 것들이 잠깐 스칠 수는 있으나 그것이 길게 계속되고 감정에 사로잡히게 되면 심력이 많이 낭비가 되어 에너지 소모가 강하게 일어난다. 몸이 허약하고 열에너지가 부족한 사람이 에너지 허탈에 빠지면 우울한 감정이 심하게 밀려와서 정신기능에 문제가 생긴다.

▶ 오락, 술 등을 몇 시간씩 하면 에너지 소모가 가장 심각하게
일어난다.

즐거움을 위해서는 열에너지를 급하게 태워서 열을 발생시켜야
하므로 에너지 낭비가 제일 심하다. 그러므로 수험생은 술을 마
시지 않는 것이 좋고 오락은 30분 이상하면 스트레스를 푸는 것
이 아니라 에너지를 낭비하여 정신을 약화시킨다. 따라서 맑은
정신을 유지하기 위해서는 에너지를 잘 관리하고 또 에너지를
효율적으로 활용해야 한다.

수험생의 수면 관리

공부를 잘하려면 머리가 맑아야 하고 정신집중이 잘 되어야 한다. 그러기 위해서는 잠을 잘 자야 하는데 입시, 고시 준비를 하는 사람들은 언제나 시간에 쫓겨서 사니 충분히 잠을 잘 수 없는 것이 문제이다. 따라서 수험생은 잠자는 시간을 효과적으로 이용해야 한다. 그렇게 하려면 시간대 별로 일어나는 기의 흐름을 파악할 줄 알아야 한다.

- 오전에서 오후 1시 반까지는 태양 에너지의 하강이 잘 이루어져 정신집중이 잘 되는 시간이다.
- 오후 2시부터는 복사열이 뜨겁게 발산하는 시간이다.
- 오후 3시부터 6시까지는 수분과 열과 기가 수렴하고 수축하는 시기이다. 따라서 몸이 약간 무거워지고 근육이 경직되면서 피로감이 찾아오는 시간이다.
- 오후 7시에서 9시까지는 수기와 화기가 서로 흩어지기 위하여 분리 작업이

시작되는 시기이다. 따라서 기가 막혀 있는 관계로 정신집중이 힘들고 피로해지는 시간대이다.

- 오후 10시 이후부터 새벽 3시 반까지는 화기가 위로 상승하여 열이 떠오르는 시기이다. 상열하여 화기가 아래로 하강하지 못하면 집중력이 현저하게 떨어지고 마음이 들뜨게 되어 냉철하고 객관적인 판단력이 흐려지는 시기이다.
- 새벽 3시 반에서 7시까지는 양기와 화기가 하강하는 시기이다. 이때 머리를 하늘로 두고 있으면 청명이 종기되는 시기이다. 이 시간에는 머리가 청명하고 시원한 기운이 뇌로 모이니 이때에 공부하는 것이 가장 능률이 오른다.

수면은 언제 취해야 하는가?

수험생이 아닌 일반 사람들의 가장 좋은 수면시간은 밤 10시에서 새벽 4시까지이다. 그러나 수험생이 그렇게 한가할 수 없으니 밤 12시 반에서 새벽 4시까지 수면을 취하는 것이 좋다. 그리고 기가 막혀 있는 시간인 오후 1시 반에서 2시까지 30분 간 가면을 취하고 저녁 8시에서 9시까지 한 시간 동안 자투리 잠을 잔다. 이와 같은 요령으로 기의 흐름을 파악하여 잠을 자면 피로도 풀 수 있고 정신력을 극대화시킬 수 있다.

  운명을 바꿔주는 숨은 건강법

수험생의 식사 관리

수험생은 체력소모가 극심하다. 정신에너지를 많이 쓰고 심력을 낭비하므로 피로가 누적되기 쉽고 피곤이 쌓여 무기력해지고 탄력을 잃어버리면 공부에 많은 지장을 준다. 따라서 그러한 피로감을 영양공급과 운동으로써 다스려주어야 한다.

▶**체질적으로 설사를 잘하는 경우**에는 에너지의 손실이 많아 정신집중이 잘 안 되고 생각과 잡념이 많아 공부에 전념이 안 되는 경우가 있다. 그러한 사람은 설사를 그치게 해야 정신력이 좋아진다. 설사를 멈추게 하는 데에는 떫은맛의 삽성이 있는 식품이나 음식물이 좋다. 감, 모과, 연밥, 매실, 복분자, 애엽 등이 특효가 있다.

그리고 설사를 잘하는 사람은 양명경락이 허약하여 빨아들이는 흡수력이 약한 사람이다. 대장에 습기가 많아 스펀지 효과가 부족한 사람이다. 그래서 음식물을 섭취할 때 끈적끈적한 점액질이 많은 음식물은 피하는 것이 좋다. 알로에, 돈나물, 미역 등이다. 또 냉성이 많은 맥주, 수박, 보리밥, 메밀묵, 냉면, 막국수, 한천 등도 피하는 것이 좋다.

설사를 잘하는 사람은 열에너지를 끌어올려 주는 것이 좋다. 인삼, 황기, 계피, 생강, 마늘, 산수유 등을 진하게 달여 마시든지, 차처럼 연하게 달여 마셔도 좋다. 기름진 음식은 피하고 응지 기름이 많은 양고기, 쇠고기, 돼지고기 등은 조심하는 것이 좋다. 그리고 향이 약간 있는 허브차, 박하차, 국화차 등을 마시면 기분이 상쾌해지고 머리가 맑아진다.

▶살이 잘 찌는 비만 체질일 때 식사 관리법이다. 살이 잘 찌는 사람은 설탕이 많이 들어간 음식은 피하는 것이 좋다. 그리고 지방이 많은 음식, 끈적한 음식, 고지방·고칼로리의 음식은 피하고 담백한 식사를 해야 한다. 율무, 마, 조, 옥수수, 고구마, 무, 칡 등이 좋다.

▶열이 많은 사람일 때 식사관리에 대해서이다. 열에너지가 많은 사람은 육류 섭취를 자주해도 별 문제가 없다. 또 끈적하고 찰진 음식이나 냉성이 많은 음식물을 섭취해도 탈이 나지 않는다. 그러나 술, 닭고기, 인삼, 옻닭, 부자 등을 조심하여야 한다. 마늘, 고추, 파, 달래 등을 많이 먹으면 위염이 올 수 있다. 묵, 냉면, 미역, 김, 전복, 굴, 조개류, 검정콩 등이 좋다.

수험생의 운동 관리

고시, 입시생은 체력을 강화하기 위해 가벼운 운동은 필수적이다. 그러나 땀을 많이 흘릴 정도의 운동은 삼가는 것이 좋다. 축구, 달리기, 지나친 근력운동은 피하는 것이 좋다. 그럼, 어떻게 운동하는 것이 바람직한가?

▶ 아침 식사 후 숲이 있는 야산이나 공원길을 1시간 정도 걷는 것이 좋다.

소나무 숲이나 나무가 많이 우거진 숲길을 걸으면 신선한 공기와 생기를 흡수할 수 있다. 그리고 오전 오후로 나누어 30분 가량 가벼운 기 체조로 경직된 근육을 풀어준다. 하는 요령을 간략하게 소개하면 다음과 같다.

- 선 자세로 몸을 좌우로 가볍게 일렁거려서 긴장을 푼다.
- 그런 다음 원을 둥글게 위에서 아래로 세 번 그린다.

- 다시 반대로 3번 원을 그린다.

- 그런 다음에는 좌측 손으로 원을 그리고 반대로 우측 손으로 원을 그린다.

- 좌우 3번씩 원을 돌린다.

- 허리를 굽혀 좌우로 흔들고 왼쪽으로 몸을 틀어 흔들고 오른쪽으로 몸을 틀어 흔든다.

- 그리고 자리에 앉아서 몸을 좌측으로 기울이고 다시 우측으로 기울이고 다시 몸을 우측으로 원을 그리고 반대로 좌측으로 원을 그린다.

- 다음은 몸을 좌측으로 비틀어 팔을 뻗는다. 반대로 우측으로 비틀어 팔을 뻗는다.

- 그리고 몸을 앞으로 굽혀 머리가 땅에 닿게 하여 팔을 뻗는다.

- 다시 원위치로 해서 좌측으로 굽혀서 그렇게 하고 우측으로 굽혀서 같은 동작을 취한다.

- 그리고 손을 뒤쪽으로 짚고 다리를 편 뒤 엉덩이를 들어올린다. 몸을 앞뒤로 일렁이고 좌우로도 일렁인다.

- 그 다음은 다리를 편자세로 이와 같은 동작을 되풀이 한다.

- 그리고 고개 돌리기, 어깨 돌리기, 허리 돌리기, 고관절 무릎 돌리기를 한다.

- 30분 가량 반복한 후 마친다.

수험생의 정신 관리

정신 관리란 정신을 엉뚱한 곳에 팔지 않고 공부에만 전념하게 하는 것을 말한다. 고시, 입시생의 합격 여부는 정신 관리를 어떻게 하느냐에 달려있다. 과연 최선을 다하고 있는 것인가? 최선을 다했다는 그 노력은 어떤 것인가?

잡념과 망상과 생각에 시달려 깊은 집중을 하지 못하고 산만하고 산란하게 시간만 보내면 불필요한 에너지 낭비와 헛된 노력으로 인한 시간 낭비만 할 뿐이다.

정신이 자꾸 흩어지는 것은 열에너지와 중심에너지가 허약하여 그러할 수 있다. 잡념과 생각이 많고 산만하고 정신을 딴 곳에 자꾸 파는 것은 마음의 중심을 굳게 세우지 않았기 때문이다. 식물도 곁순이 많이 튀어나오는 것은 열매가 세력을 얻지 못할 때 일어나는 현상이다. 열매가 커지기 시작하면 곁순은 나오고 싶어도 나올 수가 없다.

이처럼 마음의 중심을 단단하게 세우면 잡념의 곁순이 튀어나오고 싶어도 중심세력에 빨려들어 밖으로 튀어나올 수가 없다. 공부를 할 때 정신집중을 못하고 잡념에 시달리는 것은 불타는 마음, 뜨거운 마음이 부족하기 때문이다. 목표와 목적을 위하여 가슴이 뜨거워지고 잡념과 신념이 강하게 솟구쳐 의지의 구심점과 중심기둥을 만들어야 한다. 그것은 마치 닭이 알을 품는 것과 같다.

닭이 알을 품을 때는 온 정성이, 모든 마음이 알에 쏠려 있다. 그것은 먹이를 먹으러 둥지에서 내려왔을 때 그 사실을 역력히 느낄 수 있다. 알을 품다가 둥지에서 내려온 닭은 알 곁에서 멀리 떠나지 않는다. 먹이를 쪼아먹거나 물을 마실 때에도 연신 둥지를 쳐다보면서 먹이를 주워 먹는다. 닭의 정신이 알과 연결되어 그 알들이 따뜻함을 잃지 않고 알이 식지 않는 것이다.

그처럼 입시, 고시도 닭이 알을 품고 있는 것과 같다. 닭의 정신이 알을 떠나지 않듯이 공부하는 마음을 오락이나 놀이, 이성교제 등에 빼앗겨 정신을 놓아버리면 알이 식어버리듯이 공부하는 마음이 식어버린다.

공부를 향하고 있는 뜨거운 정신이 딴 곳으로 고개를 돌리지 않도록 해야 한다. 그러기 위해서는 목표한 곳을 머릿속에 강하게 각인하고 가슴속에 신념과 집념의 불을 지핀다.

목적과 목표를 향해 집념의 불꽃으로 가슴을 달구지 않으면 잡념이 생기고 집중력이 떨어져 공부에 많은 지장을 초래한다.

 운명을 바꿔주는 숨은 건강법

합격을 약속하는 5분의 주문

산란한 마음, 잡념과 공부가 아닌 엉뚱한 곳에 정신이 쏠리고 정신이 달아나는 것을 누르기 위해서는 자신만의 주문이 필요하다. 또 원하는 곳에 합격하기 위해서는 자신의 정신을 보다 순일하게 하기 위해 자기 다짐과 암시와 자기 최면이 필요하다. 보다 높은 정신력과 집중력을 향상시키기 위해서는 주문의 마력에 힘입을 필요가 있다. 주문을 외우는 방법은 다음과 같다.

① 합격해야 좋은 여자 만날 수 있다. (여성은 반대로)

② 합격해야 가족이 웃는다.

③ 합격해야 고개를 바로 들고 살 수 있다.

이상의 문구를 각각 여섯 번씩 염송한 뒤 본 주문은 "지독상생,

자망타살"이라고 말한다. 지독이라는 뜻은 여러 군데에서 설명했으니 생략하기로 하고 전체적인 뜻은 지독하게 노력해서 지독을 이루어 열매를 맺으면 그 열매로 인하여 상생이 이루어지고 지독하지 못하여 열매를 달지 못하면 자망타살하게 되는데 그 뜻은 자신도 망하고 남까지 죽인다는 뜻이다.

그래서 "지독상생, 자망타살"을 반복적으로 4~5분 간 염송한다. 그렇게 하면 자신을 구하기 위하여 마음이 스스로 동하여 정신력을 높이고 집중력을 향상시킨다. 주문은 항상 새벽 3시 반에 일어나 공부를 시작하기 직전에 행한다.

합격을 약속하는 5분의 정신통일

5분 정신 통일은 새벽 3시 반에 일어나 새벽 공부를 시작하기 직전에 정신 집중을 보다 효과적으로 하기 위해 정신 통일을 해보는 것이다. 정신 집중, 또는 정신 통일을 행하는 방법은 다음과 같다.

- 다리를 반가부좌한 자세에서 몸을 흔들어 이완을 시킨 뒤 인당과 하단전을 응시한다.
- 들이쉬는 들숨에는 인당을 응시하고 내쉬는 날숨에는 단전을 응시한다.
- 그렇게 2~3분간 들숨, 날숨을 따라 인당과 하단전을 응시한다.
- 그리고 난 뒤 들숨, 날숨에 의지하지 않고 "오~"소리를 내어 온몸을 진동시켜 다른 잡념과 생각을 일으키지 못하게 만든다.
- "오~오~"하는 진동 소리를 일으키면 생각을 할 수 없음은 물론

진동파장에 의하여 몸 속의 물이 육각수로 변하게 된다.

• "오~"하는 진동음을 따라 인당과 하단전을 따라다니면서 응시를 한다.

• 이렇게 호흡과 오음을 통하여 인당과 단전을 응시하면 정신이 집 중되고 정신 통일이 일어난다.

• 2~3분 정도 오음을 따라 행한다.

☞ 이상과 같은 방법으로 5분 정도 명상을 하고 공부를 하면 더욱 집중력을 높일 수 있다.

합격을 약속하는 5분의 기체조

새벽 3시 반에 일어나 5분 기체조를 행하여 온몸을 이완시키면 기순환, 혈액순환이 원활해져서 정신집중력이 향상된다. 기체조의 요령은 다음과 같다.

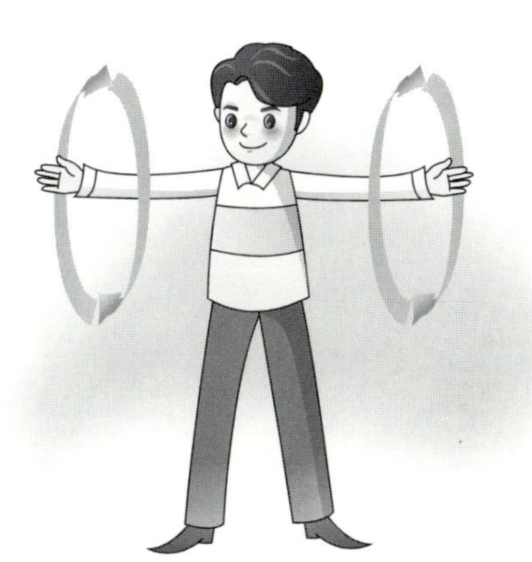

- 척추를 좌우로 밀고 흔들면서 차츰 위로 올라가면서 경추 1번까지 올라간다.
- 그리고 같은 방법으로 밑으로 내려와 꼬리뼈까지 내려와서 멈춘다.
- 다음은 우측 시계 방향으로 위로 올라가면서 경추 1번까지 올라갔

다가 같은 방법으로 밑으로 내려온다.

- 다음은 목을 좌우로 흔들고 그리고 목을 돌린다.
- 또 좌우 어깨에 기를 넣어 돌린다. 그리고 척추를 좌우로 일렁이고 척추를 흔들고 돌린다.
- 다음은 고관절을 일렁이고 돌린다. 그리고 무릎을 흔들고 돌린다.
- 또 팔을 대칭으로 흔들고 돌린다. 그리고 양손으로 원을 그린다.

☞ 이와 같은 동작을 5분 정도 행한다.

 운명을 바꿔주는 숨은 건강법

1%의 각성이
합격을
약속한다

입시, 고시의 합격 여부는 아주 근소한 차이로 결정이 난다. 1~2점 차이가 합격 또는 불합격의 여부를 결정한다. 그러니 정신력을 1%라도 더 각성시키는 것이 합격을 약속하는 지름길이다. 승부의 세계는 냉정하고 승부사가 되는 것은 머리가 좋은 것보다 날카롭고 냉철한 정신력을 요구한다. 어떤 승부든 승부율이 좋고 늘 승리를 잘하는 사람은 대개 소양경이 발달한 사람이다. 소양경락은 담경과 삼초경을 합하여 소양경락이라고 하고 소양경락이 발달한 사람은 눈매가 날카롭고 눈빛에 쏘는 안광이 있으며 눈동자가 빛나고 사람을 빤히 잘 쳐다본다.

이러한 사람은 정신력이 잘 각성되어 있어 자신의 능력 이상의 성적을 낸다. 그것은 정신이 끝까지 흐트러지지 않아 남들보다 실수를 적게 하기 때문이다. 따라서 승리하고 합격을 하려면 정신력을 최대한 각성시켜 마지막 순간까지 정신집중을 흐트러서는 안 된다.

1% 더 정신력을 각성하는 마음은 애쓰는 마음이다. 애를 쓰면 정신력이 각성이 된다.

그 까닭은 애를 많이 쓰면 입이 쓰게 되는데 그것은 가슴이 달아오르고 쓸개즙이 촉발되어 심장을 덥혀주고 화광광명의 빛을 일으키니 정신력이 각성되는 것이다. 그리고 입이 쓴 것은 쓸개즙이 심장을 밝히고 그 기운이 혀 밑까지 전해졌기 때문이다. 그래서 애를 쓰는 까닭은 쓸개즙을 촉발하기 위함이기도 하다.

정신력의 응집이 합격을 약속한다

　　　　고시, 입시를 당당하게 합격할 수 있는 것은 자신감과 용기가 있어야 한다. 우선 자신감이 있어야 한다. 자신이 있다는 소리는 자기를 믿는다는 소리이다. 자기를 믿지 못하면 주눅이 들게 되고 마음이 흔들려 올바른 집중을 못하여 시험을 망치는 수가 있다. 자신을 믿어야 더 열심히 공부하고 더욱 눈빛을 빛내어 담경을 끌어올려 정신을 각성시킬 수 있는 것이다.

　　그렇게 하려면 우선 자신의 존재성을 발견해야 하고 자기의 위대성을 자각해야 한다. 자기의 성질을 알고 있는 스스로의 마음이 가장 위대하고 가장 절대적이다. 이 마음이 유아독존이고 절대적인 것은 이 마음에 의해 모든 일이 이루어지기도 하고 불성사되기도 하기 때문이다.

　　무엇을 할 수도 있고 안 할 수도 있는 이 위대한 자유성에 의하여 마음은 절대적 위치에 놓여 있다. 그래서 마음은 주관자요, 절대

자요, 창조자인 것이다. 이 마음에 의해서 모든 물질이 만들어지며, 또한 이 마음에 의해 만들어진 모든 존재는 마음의 뜻에 의해 좌지우지된다. 그래서 천지의 모든 물질은 마음 안에 담겨서 마음의 다스림을 받는다. 그런데 이러한 마음을 자신 스스로가 지니고 있으니 무엇이 두렵고 무엇이 불안한가?

스스로가 자신감이 없고 마음이 위축될 때는 이러한 마음의 본성을 다시 한 번 자각하여 내면에 숨어있는 능력을 끌어올려야 한다. 그리고 마음에서 일으킬 수 있는 정신력은 응집력을 키울수록 파워가 생긴다는 사실을 알아야 한다. 또한 정신력을 강하게 초점 일치시켜 응결된 에너지로 응축하면 그 자체로서 존재성이 생기고 인식성이 생긴다.

그리고 아직 사람들에게 알려지지 않은 생소한 얘기지만 정신력을 응집하여 그 응집력을 바깥으로 쏘아보내서 어떤 일을 성사시킬 수도 있다.

정신에너지를 밖으로 쏘아보내는 것은 거리와 상관없이 아무리 멀리 떨어져 있어도 가능하다. 정신에너지는 물과 불의 가장 정화되고 정밀한 에너지이다. 전기에너지나 전파, 자기장에너지보다도 더 섬세하고 정화된 것이기에 이것을 응축할 수 있고 응념에 의해 응집된 정신에너지는 담을 수 있는 용기 없이도 밖으로 내어보낼 수 있고, 아무리 멀리 떨어져 있는 존재에게로도 (사람 또는 일체 사물) 전송이 가능하다.

전기에너지는 전선줄이 있어야 전송이 되지만 정신에너지는 그대로 전송이 가능하다. 요즘 디지털 방송시대가 바로 그것이다. 핸

드폰은 무선전화이다. 전송선이 없이 그대로 정신에너지가 따라 들어갈 수 있다. 선줄이 없이 날아다닐 수 있는 전파에너지 코드만 있으면 마음대로 전송할 수 있는 전파, 또는 정신에너지파들을 송출하고 전송하고 송부받는 일들이 속속 개발되고 일어날 것이다.

따라서 이 정신에너지를 응집하고 응축하는 노력을 열심히 하면 자신이 원하는 곳에 합격하는 것은 식은 죽 먹기보다 쉽다. 그러나 노력이 필요하다. 산만한 정신, 잡념 많은 정신, 근심 걱정이 많은 정신, 이러한 정신 상태를 뜯어고치지 않고는 정신에너지를 사용하는 것은 하세월이다. 그러나 담낭경과 삼초경을 일깨워서 정신 각성력을 높여서 정신 집중력과 정신 응집력을 키우면 불가능할 것도 없다.

그러므로 시간이 날 때마다 정신 집중을 해서 정신 응집력을 키우면 고시, 입시 합격뿐만이 아니라 다양한 곳에 활용하여 삶을 윤택하고 부유하게 만들 수 있다.

chapter 8

이성의 마음을
사로잡는 기술

이성의 꿈속으로 들어가기

🌓 사랑의 에너지 만들기

인간의 몸 속에는 여러 가지 형태의 에너지가 있다. 분노의 에너지는 부글부글 끓어오르는 에너지이다. 용암처럼 끓어올라 활화산처럼 폭발하는 것이 분노의 에너지이다. 그래서 분노의 에너지는 뜨겁고 폭발적이며 급박하게 쏟아져 나오는 기운이다. 분노의 에너지는 폭발시키면 주위에 있는 사람을 상하게 하고 안으로 삭히면 스스로의 몸을 상하게 한다.

다른 에너지도 이와 유사하다. 질투와 증오, 원망과 원한, 미움과 시기, 슬픔과 초조함… 이러한 에너지들도 밖으로 분출해 나가면 상대방을 다치게 하고 안으로 꾹꾹 누르면 자신의 몸과 마음이 상하게 된다.

이러지도 저러지도 못할 경우에는 어떻게 할까? 바로 이것을 해결하기 위한 원심법이 있다. 분노에너지는 간에서, 슬픔에너지는 폐에서, 증오·원망 에너지는 심장에서, 근심·걱정에너지는 비장에서, 공포에너지는 콩팥에서 나온다.

이러한 부정적인 에너지가 오장을 통해 나올 경우 밖으로 분출하거나 안으로 눌러 참을 경우에 몸과 마음을 상하게 만드니 이것을 해결하는 유일한 방법이 있는데 그것이 원심법의 돌리는 기법이다.

인체의 12경락에는 임독맥과 기경팔맥이 있는데 위의 부정적 에너지들을 원심법을 이용해서 빙글빙글 돌린 뒤 경락으로 유도해서 기 에너지로 환원시킨다. 위의 에너지들은 강한 힘을 가지고 있어 경락으로 인도할 때 에너지 파워를 크게 느낄 수 있다. 12경락을 돌리고 난 뒤 단전으로 유도하여 단전에너지로 축기한다. (원심법, 중심법 참조)

부정적 에너지와는 반대로 친절, 공정함, 정의심, 온화함, 사랑 등의 긍정적 에너지가 있다. 긍정적 에너지 중에 사랑의 에너지가 가장 강력한 에너지 파워를 가지고 있다. 지금까지 조금 엉뚱한 설명은 사랑에너지의 파워와 사랑에너지 활용법을 설명하기 위해 참고적으로 설명이 필요했을 뿐이다.

사랑에너지 만들기에서 사랑에너지를 증폭시키고 사랑에너지를 최대한 강하게 끌어올리기 위해서는 사랑의 감정이 평범하거나 따뜻하거나 온화하거나 하는 이런 잔잔한 감정을 가지고는 사랑의 에너지를 모을 수 없다.

사랑의 감정이 지독하게, 지극하게 지속적으로 끓어올라야 한다. 활화산처럼, 용광로처럼, 폭풍우처럼, 해일처럼 걷잡을 수 없이 솟구치고 고삐 풀린 망아지처럼 대책 없을 정도로 휘몰아치는 감정으로 끓어올라야 한다. 사랑의 감정이 약하고 느슨할수록 사랑에너지를 모으는 데 많은 시간이 걸린다. 짧은 기간에 에너지 파워를 단전에 모으기 위해서는 사랑에너지를 활용하는 것이 가장 빠르다.

사랑에너지는 심장에서 나오는데 사랑의 에너지가 증폭되기 시작하면 가슴이 달아오르고 얼굴에 밝은 기운이 흐른다. 가슴이 점점 뜨거워지고 시간이 지날수록 가슴이 무겁고 답답해지고 화끈거리게 된다.

이렇게 에너지가 가슴에 가득 쌓이게 되면 그 에너지를 활용해야 한다. 그대로 가만히 내버려두면 큰 병을 앓게 된다. 활화산처럼, 용광로처럼 달구어진 가슴에 가득 찬 사랑의 에너지를 12경락을 통해 온몸으로 전달하여 심장뿐만이 아니라 온몸을 뜨겁게 달구어야 한다.

경락을 통해 사랑의 에너지가 흐르기 시작하면 온몸의 세포들이 자극을 받아서 몸이 깨어나기 시작한다. 사랑의 에너지로 잠자는 몸을 깨워서 몸의 감각세포들을 각성시킨다. 잠자는 몸이 깨어나면 사랑의 에너지, 몸의 뜨거워진 에너지가 기 에너지와 융화되어 몸 속에 커다란 에너지 기류가 형성된다. 그 에너지를 원심법을 이용해서 온몸으로 주천하고 중심법을 이용해서 단전에 쌓는다. 그렇게 하여 단전도 달구고 온몸도 달구어서 에너지를 충만하게 만들어 에너지 전송 준비를 마친다.

사랑에너지 전송

사랑에너지 전송에는 요령이 필요하다. 화심법을 조금이라도 이해해야 에너지 전송이 가능하다. 화심법이란 마음의 절대성과 대자유를 믿는다. 또 정신융합에서 오는 핵 파워를 절대적으로 믿는다. 화심법은 인정과 믿음과 응념에 의해서 조절된다. 화심법은 마음을 조화롭게 써서 나를 변화시키고 타인을 움직이는 심법이다. 화심법을 이용하여 에너지를 전송하는 요령은 다음과 같다.

- 에너지를 전송할 상대를 마음속으로 각인한다. 상대에 대한 사랑이 강하고 간절할수록 이미지 영상이 잘 그려진다. 상대를 마음으로 하나하나 그려내서 영상을 만들어낸다.
- 다음은 자신의 몸과 마음속에서 사랑의 에너지를 느낀다. 가슴과 온몸과 단전을 통하여 뜨겁게 끓어오르는 사랑의 에너지 파동을 느낀다. 사랑의 에너지가 넘치는 것을 느끼며 전송할 준비를 한다.
- 이마의 제 3의 눈인 인당을 통하여 사랑의 에너지를 뿜어낸다. 더불어 가슴과 오른손 손바닥 장심을 이용하여 사랑의 에너지를 뿜어내서 상대에게 보낸다고 깊이 의식하고 집중하여 기를 보낸다.
- 이렇게 정신을 모아서 사랑의 에너지를 보내면 간절하고 애타는 마음이 전송 코드가 되어 그대로 상대에게 전달된다.

상대의 꿈속으로 들어가기

꿈속으로 들어간다는 것은 상대방의 정신공간 속으로 들어가는 것을 의미한다. 정신의 공간은 소양경의 삼초경락이라고 이미 언급하였다. 정신의 공간은 서로 공유할 수 있기에 상대방의 마음속으로 들어갈 수 있다. 삼초의 공간을 통해 상대방의 꿈속 세계에 나타날 수 있고 원하는 메시지를 전달할 수 있다. 그렇게 들어가는 방법은 다음과 같다.

- 상대를 사랑하고 상대의 마음속으로 들어가는 것은 자기의 깊은 정화를 이루는 과정에서 자연히 발생하는 것이다.
- 상대를 사랑하는 척해도 이기적이고 일방적이며 자기밖에 모르는 성정을 가진 사람은 상대의 꿈속으로 들어가도 상대를 더욱 두렵게 만들고 기분 나쁘게 만들어 오히려 부작용이 크다.
- 이성의 꿈속으로 들어갈 수 있는 영혼은 아름답고 고결한 영혼이다. 상대 이성의 꿈속으로 들어간다는 것은 자기영혼을 이성에게 바치는 것이다. 자기를 희생하는 것이다.
- 상대 속으로 빨려 들어가는 것은 자기를 녹이는 것이다. 자기를 버리는 것이다. 실제로 상대의 꿈속으로 들어가기 위해서는 에고와 아상과 이기심을 버려야 결점이 없고 거부반응이 안 생겨 쉽게 들어갈 수가 있다.
- 이성을 진짜 사랑하는 것은 자기를 죽이는 것이요, 자기를 녹이는 것이다. 왜냐하면 이성에게 다가가서 자기가 녹아 없어져서 참으로 편안하게 쉴 곳을 구하기 때문이다.
- 상대 속으로 들어가려면 준비를 해야 한다. 사랑이 진실해야 하고 사랑이 뜨거워야 하고 사랑이 지극해야 한다. 이러한 사랑은 온몸을 달구어 사랑의 에너지가 온몸 전신으로 퍼져 몸 전체가 사랑의

 운명을 바꿔주는 숨은 건강법

에너지 덩어리로 변하면 저절로 에너지 전송의 준비가 된 것이다.
- 그렇게 준비가 되면 이성의 모습을 각인한 뒤 그 속으로 빨려 들어가 자기를 버리고 자기를 죽이고 자기가 없어진다. 그러면 자신은 녹아 이성의 마음 공간인 삼초 경락 속으로 들어가게 되고 자신이 원하는 것을 상대에게 전달할 수 있다.
- 상대 속으로 들어갈 때는 인당과 가슴과 손바닥을 이용하여 기를 뿜어내고 그리고 점점 자신이 작아지기 시작하여 자기를 느끼지 못해야 상대의 꿈속으로 들어간다. 따라서 집중을 잘해야 하고 자신이 자꾸 의식되면 이성의 정신세계로 들어갈 수가 없다.

사랑의 마음이 지극하면 저절로 이성의 꿈속으로 뛰어들고 싶어 자신이 녹아 없어지고 만다. 사랑의 마음이 애타고 간절할수록 사랑하는 사람에게로 다가가 상대 속에 녹아들어 사랑하는 사람과 한 몸이 되고 싶다. 그래서 사랑이 위대하고 사랑이 아름답고 사랑이 별처럼 빛나는 것이다.

사랑을 통해 영혼을 구할 수 있고 사랑을 통해 자성의 뿌리에 닿을 수 있으며 사랑을 통해 해탈에 이를 수 있다.

이기심이 많고 자신의 쾌락밖에 모르고 자기를 떠나서는 사랑이 있을 수 없다고 생각하는 사람은 이러한 세계를 도저히 들여다볼 수 없다. 내가 희생되고 내가 없어져도 너무나 아름다운 사랑의 꽃이 피어 있다. 이것을 느끼기 시작하는 사람은 사랑하는 사람의 가슴속으로 들어갈 수 있다.

호감을 느끼는 기 보내기

사랑이 아름다운 것은 헌신과 희생을 배우게 하기 때문이다. 자기를 버릴 줄 아는 마음, 남을 배려하는 마음을 배우게 하기 때문이다. 사랑이 별처럼 찬란한 것은 남의 가슴으로 살고 싶어지기 때문이다. 사랑이 가슴에 심어지면 내가 없어도 즐겁고 내가 죽어도 기쁘다. 애인에게 닿아서 생각이 멈추므로 주객이 사라지고 시공을 초월하여 영원으로 이어지는 다리 위에 탁 트인 가슴으로 서 있는 자신을 발견하게 된다.

사랑의 에너지는 나의 몸뚱이 속에 국한되어 있는 것이 아니라 우주에너지와 연결되어 있다.

> 우주에너지 속에서도 사랑의 에너지가 가장 아름답고 영롱하고 강한 파워를 가지고 있다.

이러한 사랑의 에너지가 충만되어 있으면 사랑하는 이성에게 자신의 마음을 전달할 수 있다. 제 3의 눈인 인당과 가슴과 오른손 장심을 통하여 사랑의 에너지를 전송하면서 자신의 마음 전부를 그대로 전송한다.

달리 어떠한 주문이나 암시가 필요 없다. 사랑의 에너지 속에는 모든 것이 들어있다. 마음을 고요하게 깊은 집중을 통하여 그대로 전달하기만 하면 호감을 느껴서 좋은 감정을 가지게 된다. 누구를 사랑한다는 것은 자신의 영혼을 맑게 하는 것이다. 누구를 지극히 사랑하면 자기를 희생하고 헌신하며 자신을 죽여서 자신을 구하는 수행의 극치가 사랑이다.

이성의
눈높이에 맞추는
사람 되기

사람들은 누구나 자기의 감정과 자신의 기분에 충실하며 살아가고 있다. 남을 배려하고 남을 살피고 남의 기분, 타인의 가슴으로 사는 것은 결코 쉽지 않다. 그러나 사랑에 눈을 뜨게 되면 남을 배려하고 자신을 헌신하며 남의 가슴으로 살아보게 된다. 필자가 가장 소중하게 여기는 것이 사랑이다. 필자가 만든 해탈무의 마지막 단계인 화개는 사랑의 에너지가 마지막 단계에서 사랑의 꽃을 피우는 것이다. 필자의 수행공부를 여기에 소개하면 하나가 사랑이요, 둘이 에너지요, 셋이 자성·참생명이다.

사랑은 에너지의 가장 아름다운 결집의 꽃이요, 자성·참생명은 에너지의 본래 뿌리요, 에너지는 자성·참생명의 광채이다. 자성·참생명을 얻어도 에너지 대광명이 없으면 무용이요, 에너지가 충만해도 사랑의 꽃이 피어나지 않으면 세상을 밝히는 등대가 될 수 없다.

그래서 필자의 공부는 자성·참생명보다 에너지 광명이 더 중요하고, 에너지 광명보다 사랑의 꽃피움이 더욱 중요하다. 이제 막 사랑에 눈을 떠서 에너지 광채가 없어도, 자성·참생명의 뿌리가 없어도 가슴이 달구어져 팔이 안으로 굽지 않고 밖으로 향하여 뻗어나가서 자신보다 상대의 마음을 헤아리기 시작하면 참 사랑을 배우기 시작하는 증거이다.

필자가 사랑을 제일로 꼽는 것은 모든 사람이 사랑에 목말라 해도 참사랑을 하는 것은 별을 따는 것보다 어렵기 때문이다. 자성·참생명을 발견하기는 어렵다. 하지만 그것은 마음이 본자리에 앉으면 손바닥 뒤집기보다 쉽다. 에너지를 모아 정신 핵융합을 시키고 에너지 광명을 일으키고 화괴수정을 만들어 마음의 대 자유를 얻는 것도 어렵기는 하다. 그러나 그것은 혼자서 행하는 것이기에 지독하게 실천하면 못할 것도 없다.

그러나 사랑의 에너지를 모으고 참사랑을 행하는 것은 너무나 어렵고 힘겨운 일이다. 그 이유는 전자는 혼자서도 행할 수 있지만 후자는 혼자서 하는 것이 아니라 대상이 있다는 것이다. 옛 속담에 "반 효자가 되어야 온 효자를 낳는다.'" 는 말이 있다. 옛날 어느 고을에 효행이 지극한 효자가 산다는 소문이 널리 퍼져 있었다. 그래서 이웃동네에서 얼마나 대단한 효자 노릇을 하는가 하고 많은 사람들이 견학을 하고 돌아오곤 했다. 그때 이웃동네 배첨지라는 노인이 효자 아들의 행동을 유심히 지켜보았다. 마침 집주인이 효자 아들을 불렀다.

"애야!"

"예, 아버지."하고 효자 아들이 달려 왔다.

“애야, 우리 집 황소를 지붕위로 몰아 올리거라.” 하고 분부를 했다.

그러자 아들이 “예.”하고 대답하면서 허둥지둥 달려가서 볏짚을 있는 대로 가져와서 지붕 밑에다 쌓기 시작했다. 볏짚을 다 쌓아 놓고 황소를 몰고 오니 아버지가 다시,

“오늘은 때가 아니니 그만 두거라.”하니 아들이 다시 군말 없이 “예, 아버지.” 하며 볏짚을 다시 원위치시켰다.

이것을 보고 배첨지는 깊은 감동을 받고 자신의 집으로 돌아가서 동네사람들을 모아놓고 효자 아버지 흉내를 내보았다. 평소에 자신의 말을 잘 따라주었기 때문에 해본 행동이었다. “아들아!” 하고 부르니, “예, 아버지.”하고 달려왔다. 그때까지는 좋았다.

아버지가 “애야, 우리 집 암소를 지붕 위로 몰아 올리거라.” 하고 분부했다. 그러자 아들이 대뜸 하는 말이 “아버지, 미쳤어요? 암소 다리 부러지면 어떻게 할 건가요?” 하고 이유를 달았다.

배첨지가 자기 아들 효자라고 자랑하여 동네 사람들을 불러모아 놓았는데 일이 이렇게 되자 배첨지 얼굴이 벌개져서는 “고얀 놈, 불효 막심한 놈, 아버지 얼굴에 먹칠을 해도 유분수지. 지금 당장 효자네 집에 가서 좀 배워 오너라.”하고 아들을 쫓아냈다.

그래서 아들이 효자네 집에 가서 며칠을 머물면서 효자 아들의 행동을 유심히 지켜보았다. 효자 아들은 아침 일찍 일어나 문안인사를 드리고 아버지가 벗어놓은 겉옷을 자신이 입고 따뜻하게 덥혀 놓았다. 아버지가 일어나자 옷을 벗어 개어놓고 밖으로 나와 아버지의 신발을 신고 서 있는 것이었다. 그것을 지켜본 첨지네 아들

  운명을 바꿔주는 숨은 건강법

이 집으로 돌아가서 본대로 흉내를 내었다. 효자 아들이 한 행동이니 칭찬이 돌아올 것은 당연지사라고 생각했다.

그러나 결과는 엉뚱하였다. 첨지네 아들이 아버지가 벗어놓은 옷을 입고 있자 배첨지가 일어나서 벌컥 화를 내며 "고약한 놈, 어른이 벗어놓은 옷을 입고 있다니."하며 화를 내었다. 그래도 배첨지 아들은 밖으로 나와 댓돌 위에 놓여있는 아버지 신발을 신고 서 있었다. 그러자 배첨지가 더욱 화가 나서 담뱃대를 휘두르며 달려들었다. 배워오라는 효자노릇은 배워오지 않고 어른 기분 상하게 하는 행동만 한다고 역정을 내었다. 이것이 바로 자신이 반 효자는 되어야 온 효자 아들을 얻을 수 있다는 소리이다.

이렇듯 사랑이란 혼자서만 할 수 있는 것이 아니라 대상이 있어야 가능한 것이다. 그런데 사랑을 받아들이는 상대가 형편없는 경우에는 아름다운 사랑을 실천하기에 매우 어려워진다. 그래서 사랑을 베풀고 사랑을 실천하고 사랑을 가꾸는 것은 죽은 고목 나무에 꽃을 피게 하는 것과 같다.

> **사랑은 무한한 인내와 희생과 기다림을 요구한다. 이성의 눈높이에 맞는 사람이 되기 위해 노력하는 사람이 진정 사랑을 배워가는 사람이다.**

사랑의 에너지를 키워서 아상과 에고를 버리고 헌신을 즐거움으로 삼아 이성의 눈에 맞는 사람이 되어가는 것이 아름다운 사랑을 가꾸는 사람이다.

chapter 9

상대방의 마음을 변화시키는 법

열 받으면 마음이 변한다

마음이 변하는 것은 심장을 강타하는 충격파가 전해졌을 때 생기는 것이다. 오로지 마음을 바꿀 수 있는 것은 열 받았을 때 일이다. 심장에 열에너지가 전해져서 심장을 뒤흔들면 마음이 크게 변화한다. 평소에 얌전하던 사람이 술이 몇 잔 들어가 취기가 오르면 말수가 많아지고 성정이 180도로 홱 바뀌는 사람이 있다. 알코올의 열에너지가 심장을 건드렸기 때문이다. 또 애인이 변심했거나 연대 보증을 잘못 서서 크게 돈을 날렸을 경우 갑자기 심장이 열 받아서 마음이 크게 변한다. 이처럼 마음의 변화는 설득과 충고보다도 심장에 변화를 일으켜주어야 반응이 생기는 것이다.

따라서 마음을 바꾸려면 열에너지와 기 에너지가 상대방의 심장에 전달될 수 있도록 확실한 에너지 전송이 필요하다.

정신 응집력이 강해야 상대 마음을 움직인다

상대방의 마음을 변화시키려면 기를 보내서 상대방의 몸과 마음을 흔들어 놓아야 한다. 그렇게 상대방의 몸 속으로 기를 보내려면 기의 응집력이 강하고 단단해야 가능하다. 응집되지 않은 정신에너지는 밖으로 나오면 흩어지게 되어있다. 그래서 누구에게 기를 보내려면 우선 스스로가 정신에너지를 응념시키고 응집된 정신에너지를 원하는 데로 움직일 수 있도록 단련을 거듭해야 한다. 정신에너지는 단기간에 빨리 응집될 수 있는 그러한 성질의 에너지가 아니다.

그래서 고도의 집중력, 지독한 집중력, 끈질긴 인내가 필요한 작업이다. 기를 응집시킬 때에는 목적이 분명하고 목적을 성취하려는 의지가 강해야 한다. 목적과 신념이 강하면 3개월이면 정신응집 에너지를 뭉치게 할 수 있다.

마음을 변화시키는 기 보내기

마음을 변화시키는 기를 보낼 때에는 원심법, 중심법, 화심법을 쓴다.

▶ **원심법**을 활용하여 기를 임독맥 12경락으로 주천하여 기 에너지를 보다 더 증폭시킨다. 원심법 중의 간원무, 영선공을 하여 에너지를 키우고 또 에너지를 장심으로 끌어모으는 연습을 해본다. 실제로 기를 보낼 때에는 영선공을 어느 정도 하고 난 뒤에 기를 보내면 효과가 크다. 원심법은 흩어져 있는 기를 모으는 데 용이하고 또 기를 장심 또는 원하는 특정 부위로 유도하고 도인하는 데 꼭 필요하다.

▶ **중심법**을 이용하여 정신에너지를 응집시켜 중심력을 키우고 수화의 통일, 정신 통일을 이루어 에너지를 증폭시키며 정신력을 순일하게 쓰는 준비를 한다.

▶ **화심법**은 정신력을 쓰는 방법이다. 본성에서 나오는 절대적

인 힘, 대 자유 에너지, 정신통일, 정신 핵융합에서 오는 핵에너지 파워, 에너지의 꽃, 기의 가장 순일함에서 오는 사랑의 에너지, 사랑 에너지에서 오는 상생, 이러한 기운을 들고 화심법을 쓴다. 화심법은 마음의 조화를 얻어서 마음의 활달함과 마음을 자유자재를 구사하는 것이다. 화심법이 익으면 화심이 곧 길이요, 진리요, 자유이다.

이렇게 에너지 전송 준비를 마치면 기를 장심으로 끌어올려 원하는 상대에게 6분 정도 전송한다. 단전의 기운을 손으로 끌어올려 손바닥과 노궁혈을 이용하여 기를 보낸다. 보조적으로 제 3의 눈인 인당을 통해서 기를 보내고 가슴을 통해서도 기를 보낸다. 중요한 것은 정신력을 집중하며 추호도 의심 없이 기를 전송해야 상대방에게 전달된다. 보내는 자의 마음이 흔들리면 신념과 용기가 무너져 전송에 이상이 생긴다.

chapter 10

놀라운 신비
원격치유법

신념과 확신이 기를 전송한다

기는 마음에서 생기는 것이다. 마음이 기다. 염력이 기다. 기는 신념과 확신에 의해서 커지고 작아지고 한다. 태산같이 힘있게 느껴지던 기도 마음이 무너지면 흔적도 없이 사라진다. 기뿐만이 아니라 천지만물의 모든 현상도 마음에 의해서 피고 진다.

자성 법신의 본바탕에 우주가 담겨있다. 마음은 이러한 본성을 안고 있기에 마음이 가장 절대적인 위치에 놓여있다. 즉 마음 안에 모든 것이 담겨 있다는 얘기이다.

그래서 마음에 대한 절대적 믿음과 확신이 중요하다. 정신에너지가 보내고자 하는 상대방에게 들어갈 수 있다는 사실에 대해 추호의 의심이 없어야 한다. 신념과 확신을 키우는 데에는 연습을 통한 결과의 확인이 가장 확실한 방법이다.

해보니 되더라, 그렇다, 되더라고 하는 신념, 확신이 기를 확실하게 전송할 수 있다. 그래서 신념과 확신을 위해서 더욱 믿음을 굳히는 연습이 필요하다. 당연히 쉽게 치유될 수밖에 없는 가벼운 질병부터 시작해서 자신감을 키우는 것이 중요하다. 텃밭 또는 옥상에 채소를 심어놓고 대조군을 만들어 한 쪽은 정신에너지를 보내고 한 쪽은 그대로 두고 15일 정도 경과 후 그 상태를 살핀다.

또 유리병 속에 물을 넣고 그 위에 마늘을 심어서 어두운 곳에 보관한 후 기를 보낸 쪽과 보내지 않은 쪽을 비교하여 정신에너지가 실제로 전달되는 과정을 눈으로 확인하는 것이 신념을 키우는 가장 정확하고 빠른 방법이다.

마음은 바뀌기도 하고 그대로 두기도 한다

처음 밝히는 얘기지만 필자는 어릴 때부터 이상한 능력이 있었다. 그 능력이라는 것이 중력의 공간을 왜곡하는 능력이었다. 쉬운 말로 하면 마음이 시·공간을 접어서 초월하는 능력이 수시로 일어나는 것이었다. 한 번도 원한 적이 없었는데 내일에 가 있기도 하고 한 달, 1년, 20년 후의 세계에 가 있기도 했다.

이러한 일이 생기는 것은 내 마음 속에서 중력장의 요동이 생겼기 때문이다. 그런데 참으로 중요한 것을 발견했다. 먼저 가서 본 그대로 한 치 오차도 없이 그대로 되기도 하고 또 비틀면 비틀어지기도 한다는 거였다. 먼저 가서 본다는 것, 보여지는 것이 있다면 그대로 된다는 얘기인데 비틀면 비틀어지기도 한다는 사실에 무척 혼란스럽고 당혹했다. 이 때문에 필자는 평생 명상의 길을 걸었고 많은 수련과 연구를 한 결과 이 세상에는 필연과 우연이 함께 공존한다는 사실을 발견했다.

어떤 법칙이 통하기도 하고 그렇지 않기도 한다는 것이다. 즉 사주팔자가 정해져 있기도 하고 바뀌기도 한다는 것이다. 앞날이 그대로 결정되어 있기도 하고 아니기도 하고 운명적이었다가 갑자기 운명이 바뀌기도 한다는 사실을 발견했다.

이것이 양자역학에서 얘기하는 모든 만물, 모든 공간에는 불확정성 원리에 의한 양자적 요동이 존재한다는 원리이다. 중력장의 요동에 의해서 시·공간이 변형되기도 하고 왜곡현상이 생기기도 한다. 필자는 어린 나이에 자주 시·공간의 접혀진 부분 속으로 들어갔다가 그것이 현실 속에서 그대로 진행되면 다른 쪽으로 비틀고 싶어서 다른 쪽으로 흔들어버리면 흔들어진다는 사실을 알아냈다.

그래서 필연만 존재하는 것이 아니라 우연도 존재하고 사주팔자가 정해져 있기도 하고 마음으로 바꿀 수 있기도 하고 우연과 필연이 뒤죽박죽 뒤섞여 있음을 보았다.

이때 가장 중요한 것이 마음이다. 마음의 본성인 자성법신에 의해서 앞날이 정해진 대로 가기도 하고 마음먹기에 따라 틀어지기도 한다는 것이다. 이러한 이유는 일체가 마음 안에 담겨있기 때문이다. 양자요동도, 중력장의 요동도, 자기장, 감마파, X선, 물질파, 전파, 전자파 등 이 모두가 마음 안에 담겨있다.

따라서 마음은 시공을 초월할 수 있고 시공을 왜곡·변형시킬 수 있다. 그러한 까닭에 염력과 정신력, 기 에너지를 멀리 떨어져 있는 상대방에게도 전송이 가능하다.

무선 전송이 바로 이러한 원리이다. 전기, 전화선이 없으면 전화도 TV도 볼 수 없을 줄 알았는데 그것이 요즘은 현실세계에서 전혀 무리 없이 통하는 시대이다.

마음으로 에너지를 전송하는 것도 이와 다를 바가 없다. 다만 코드와 사이클의 주파수 문제일 뿐이다. 20년 전이라면 원격 치유라는 것이 황당무계하게 들릴 수도 있었을 것이다. 그러나 가면 갈수록 전자산업이 발달하여 전자파의 전송, 방출, 송전이 자유로워질 것이다. 머지않아 인간의 몸에다 송전용 전자칩을 심을 때가 올 것이다. 현재도 정신에너지를 전송할 수 있는데 만약 코드 주파수를 입력할 수 있는 전자칩을 몸에다 심을 수 있으면 신시대, 신세계가 열릴 것이다.

필자는 틀림없이 그러한 시대가 올 것이라 믿는다. 과학이 인간 세계를 바꿀 수 있는 것은 이것뿐이다. 만약 정신에너지를 전송받을 수 있는 전자칩을 심을 수 있다면 인간 세상은 분명 다른 쪽으로 가게 될 것이다.

 운명을 바꿔주는 숨은 건강법

치유 에너지의 파워를 키워라

치유 에너지에서 가장 중요한 것은 사랑 에너지이다. 사랑의 에너지가 없는 기는 난폭하고 거칠며 치유기가 부족하다. 사랑의 에너지는 통일과 상생과 조화와 공생, 공화, 공영의 기운이 깃들어 있다. 사랑의 에너지는 음양의 합일에서, 이기 일원에서 나오는 기운이다.

따라서 사랑의 기운은 동심동체에서 발현하는 기운이므로 의통이 열려 있어 자연히 치유력이 높을 수밖에 없다. 두 번째는 정신 핵융합 에너지이다. 지독하고 지속적인 노력 끝에 인고의 열매인 정신에너지가 맺힌다. 정신의 지독, 정신의 응념, 정신의 응축, 이러한 것들이 결국 정신 핵융합을 이룬다.

이와 같은 기운을 형성하면 이것이 양신의 존재가 되므로 몸 밖으로 나가도 쉽게 무너지지 않는다. 정신 핵융합의 파워는 상상을 초월한다.

　　마지막 세 번째는 자성·참 생명을 발견하여 자성 또는 본성에
너지를 키우는 것이다. 본성 에너지는 모든 에너지의 뿌리이다. 정
신에너지, 사랑에너지 이러한 것들을 키워내는 원천이다. 본성의
성품 에너지는 대자유의 에너지이며, 무한한 능력과 파워를 지닌
무한 에너지이다. 자성법신의 에너지를 얻으면 자아를 초월하여
에너지를 사용할 수 있다.

원격 치유의 기 보내기

원격 치유에는 기를 받을 대상을 명확히 해야 한다. 그리고 충분한 준비 동작을 가져야 한다. 원심력을 이용하여 12경락과 임독맥, 기경팔맥에 기를 돌린 후 중심력을 이용해서 중심에너지를 점검한다. 사랑의 에너지와 정신 핵융합의 에너지와 자성·참 생명의 에너지를 서로 융합한다. 상중하 단전에 기를 돌려서 화심법을 일으킨다. 화심법은 사랑의 기, 정신의 기, 자성의 기를 합일하여 그 기운을 활용하는 방법이다.

원격 치유를 위한 기 보내기는 단전에 기운을 응집시킨 뒤 원심력을 이용하여 장심으로 끌어올려 오른쪽 손바닥을 통하여 전송하고자 정해놓은 상대방에게 보낸다. 기는 5~6분 정도 보내면 충분하다. 보조적으로 제 3의 눈으로 기를 보내도 되고 가슴으로 기를 보내도 가능하다.

만약 스스로 기가 부족하다고 느낄 경우에는 우주에너지를 빌

려올 수 있다. 왼손을 들고 우주에너지가 들어온다고 생각하면 에너지가 빨려 들어온다. 그것을 오른손 장심으로 방출하면 된다.

> **기를 보낼 때에는 초점을 일치하여 정신통일을 이루는 것이 중요하다.**

좀 더 특별한 기 치유는 사랑에너지를 통하여 상대의 소양경락 속으로 들어가는 방법이다. 상대의 정신 공간 속으로 들어갈 방법은 무아의 무심한 정신에너지와 사랑에너지를 합일하면 상대의 의식에 반발력이 생기지 않아 들어가기가 용이하다.

chapter 11

지긋지긋 난치병
현명한 치유법

소리 없는 불청객
중풍 치유법

중풍이 발병하는 데에는 체질적 요인과 심리적 요인으로 나누어 볼 수 있다. 체질적으로 볼 때 마른 사람보다는 뚱뚱한 사람이 중풍에 더 많이 걸리고 비만한 사람 중에서도 피부가 두껍고 단단하게 느껴지며 땀을 잘 흘리지 않는 사람 중에서 많이 걸린다.

고혈압, 고지혈증, 비만의 조건을 가지고 있으면서 변비가 심하면 이미 위험부류에 속하며, 여기에 덧붙여 아랫배가 차고 목 뒤가 뻐근하고 가슴이 답답하며 눈이 뻑뻑하면 필경 중풍이 찾아올 것이다. 위의 증상에 덧붙여 손가락이 저리고 하품이 나며 흐느끼는 증상을 동반하면 약 10일쯤 후에는 중풍이 발병한다.

☯ 중풍은 동요의 질병이다.

그래서 중풍은 간의 동요로 생긴 바람이기에 풍이라 부르는 것이다. 중풍은 간풍이 제일 많고 간에서 바람이 일어나는 것은 간이 많이 억눌려서 성난 기운이 요동치기 때문이다.

중풍은 체질적 요인과 심리적인 요인이 겹쳐져 발병한다고 했다. 중풍이 발생할 조건을 갖추고 있는 사람이 마음속으로 용납할 수 없는 사건이 생겼을 경우 많이 발병한다. 일례로 금전문제, 가정 불화, 직장 문제 등으로 갈등과 심적 충격을 받았을 때 내면에서 그 사실을 받아들이고 용납했을 경우에는 일시적 충격 또는 쇼크로 끝나고 말지만 그 사실을 도저히 납득하고 용납하지 못했을 경우 에는 내면에서 크게 흔들림이 생기고 간에 바람이 뻗쳐올라 결국 뇌졸중으로 쓰러지고마는 것이다.

☯ 중풍은 예방이 제일이다.

혈압이 오르고 뒷머리가 당기고 등이 뻐근하고 눈이 불편하고 가슴이 답답하고 아랫배가 차고 손이 저린 사람은 빨리 이러한 증 상이 다 개선될 때까지 예방조치를 취해야 한다.

> **중풍 예방은 아랫배를 따뜻하게 해주고 혈압을 조절해주며 목 뒤를 시원하게 만들어 주어야 한다. 평소에도 원심법, 중심법 수련이 좋 다.**

중풍이 한 번 발병하여 뇌혈관이 파열되거나 뇌경색, 뇌혈전이 일어나면 일회성으로 그치고 더 이상 진행이 멈추는 것이 아니라 진행이 계속되며 언제 터질지 모르는 화약고와 같은 상태에 놓이게 된다.

　그래서 중풍은 한 번 발병하면 죽을 때까지 최선을 다해 관리해야 한다. 조금만 방심하면 재발, 삼발을 하는 것이다. 그리고 이미 진행이 되어 팔다리가 마비된 것은 좀처럼 회복되지 않는다. 또 혈전용해제를 지속적으로 복용하면 부작용이 생겨 지능이 점점 떨어지게 되어있다.

　이러한 경우 팔 다리의 마비를 푸는 데에는 원심력을 이용한 원심법이 효과적이다. 그리고 고혈압·상초 과열로 인하여 또 다시 재발할 위험이 있으니 중심법을 활용하여 위로 상열하는 것을 막아주어야 한다. 항상 아랫배를 따뜻하게 해주고 단전에 쑥찜질을 해주며 발을 마사지해주면 좋다.

두렵고 허무하고…
우울증 치유법

우울증이 생기는 근본적인 원인은 소양 경락의 이상이다. 그런데 표면적으로는 스트레스, 집단 따돌림, 놀람과 충격 등이 원인인 것처럼 나타난다.

> 정신 신경에 이상이 생기는 것은 근원적으로 담낭 기능, 삼초 기능, 심장 기능이 허약하기 때문이다.

소양 경락이 약하다는 것은 담낭과 삼초를 합하여 소양 경락이라고 하는 것이니, 이 두 기능이 떨어진다는 소리이다. 소양경이 약하다는 것은 담낭과 삼초경에 온도가 미달된다는 소리이다.

담낭에 온도가 미달되면 담즙이 묽어지고 담즙에서 열에너지를 심장에 잘 전달하지 못한다. 담약하고 담즙이 묽으면 잘 놀라고 두려움과 무서움과 허무감을 많이 느끼고 정신이 산란하여 고요를 지키지 못하고 끝없이 생각을 일으켜 생각 속에 집을 짓고 안으로 들어가서 고치가 된다.

담낭이 허약한 사람은 대부분 얼굴이 창백하고 무기력해져 있고 실제로 어깨가 아래로 축 처져 있다. 행동력이 부족하고 내성적이며 생각이 많고 서서 행동하기보다 누워있는 시간이 더 많다.

담낭이 약하면 삼초 경락과 심장 기능이 저절로 허약해진다. 삼초 경락은 정신에너지의 저장창고이다. 정신에너지가 빈약하면 삼초 경락이 위축된다. 따라서 소양 경락이 약해지면 열에너지 기둥이 심장을 받쳐주지 못하니 심장은 심약해지고 조그마한 사실에도 놀라고 두렵고 허무하고 우울해진다.

우울증을 치유하고 정신신경을 강화시키는 방법은 소양 경락을 튼튼히 하고 그러한 연후에 강심을 하여 심장기능을 강화시켜야 뿌리와 줄기를 세워 끝까지 지속적으로 열에너지를 심장에 전달할 수가 있어 근원적 치료를 하게 되는 것이다.

치유 방법은 중심법이 근본이고 원심법을 보조적으로 쓴다. 중심법 중에서도 물리적, 물질적 방법을 동원해서 활용하면 더욱 효과적이다. 즉 중심법을 수련하면서 단전을 덥히는 쑥찜질을 하고 아랫배를 뜨겁게 만들어주는 식품인 생강, 계피, 마늘, 약쑥, 반하, 익지인 등을 지속적으로 복용하면 반드시 큰 효과를 본다.

지긋지긋 고질병
아토피 치유법

아토피를 일으키는 원인은 생활환경 속에 화학제품이 너무 많이 있는 것이 하나의 원인이 될 수 있고 그보다 중요한 것은 공기의 오염이다. 난방·냉방으로 인한 공기오염, 자동차·선박·비행기 등으로 인한 매연의 오염, 공장과 화학약품 생산 등으로 인한 공기오염, 그리고 폐수 등으로 인한 수질오염, 비료·농약·수질공기오염 등으로 인한 먹거리 오염, 이러한 환경으로 인하여 가장 많은 타격을 받는 장기가 폐다. 왜냐하면 일차적 오염 원인인 공기를 직접 마시기 때문이다.

폐 기능이 약화되면 아토피뿐만 아니라 온갖 피부질환이 다 생긴다. 따라서 폐는 항상 윤택하고 기름지게 그 기능이 유지되어야 한다. 폐가 윤택함을 잃으면 공기를 적정온도로 조절하는 것이 어렵게 된다. 따라서 폐가 공기를 잘 조절하지 못하면 폐열이 발생하게 되면서 폐 기능이 약화된다. 이렇게 되면 아토피와 각종 피부병이 생길 수 있다.

☞ 아토피를 치유하는, 법

- 튀김 기름이 들어있는 음식물을 피한다.
- 과자류, 감자스낵, 튀긴 음식, 닭고기, 양고기, 쇠고기 등을 피한다.
- 인스턴트 식품은 피하고 가정에서 직접 조리해서 먹으며 화학조미료를 사용하지 않는다.
- 신선하고 푸른 야채를 즐겨먹고 삼림욕을 자주 한다. 특히 아침에 소나무 숲을 산책하는 것이 매우 효과가 있다.
- 중심법과 원심법을 수련하여 폐 기능을 활성화시키고 피부와 모공의 기 혈순환을 원활히 해주면 더욱 효과가 있다.
- 중심법을 통해서 호흡 수련을 깊이 하면 몸 속에 원정이 충만해져서 피부가 윤택해지고 아토피가 쉽게 치유된다.

잘 낫지 않는 만성병 비염 치유법

알레르기 비염은 봄철에 꽃가루가 날릴 때 그 증상이 심하게 나타난다. 또 계절이 바뀔 때 증상이 심하고 아침에는 그 증상이 더 심하게 나타난다. 콧물, 재채기, 코와 눈 주위의 가려움증 등이 주증상이다. 결국 비염도 폐 기능과 깊은 관련이 있다. 폐가 윤택하지 못하고 또 폐에서 공기를 잘 정화하지 못하여 습열이 생겨서 비염을 일으키기 때문이다.

비염에는 느릅나무가 좋다. 느릅나무 뿌리껍질 유근피를 쓰는데 목련 꽃망울인 신이와 백지를 배합해서 사용하면 더욱 효과적이다.

☞ 느릅나무 활용법

- 유근피 1근, 신이 200g, 백지 200g을 2시간 달여서 4되 정도를 만들어서 20일 가량 복용한다. 이와 더불어 원심법, 중심법을 수련하여 폐 기능을 높이고 원정 원기를 강화하면 저절로 비염이 사라진다.

전립선염
전립선비대
자연 치유법

전립선에 이상이 생기는 것은 체질적인 요인과 환경적인 요인 그리고 세균성에 의해 생긴다.

▶ **체질적 요인**은 소장과 방광에 진액이 부족한 사람이다. 대부분 체형이 마른 사람이 여기에 해당된다. 소장과 방광에 진액이 부족한 관계로 몸이 마르게 되고 또한 소변을 시원하게 보지를 못한다. 진액이 부족하면 방광에 열이 생기고 따라서 소변을 시원하게 보지를 못하는 데 그것이 지속되면 전립선염, 전립선 비대로 바뀌게 된다.

▶ **환경적 요인**도 무시 못한다. 하루종일 차량을 몰아야 하는 택시, 버스, 화물트럭기사, 푹신한 의자에 오래 앉아 있는 직업종사자… 전립선 이상은 하루종일 의자에 앉아 있는 사람에게 가장 많이 나타나는 질병이다.

▶ **요도를 통한 세균감염**에 의해서도 전립선염, 전립선 비대가

발병하기도 한다.

☞ 전립선을 치유하는 방법

되도록 의자나 소파에 앉아있는 것을 피한다. 그리고 고환과 항문 사이를 마사지 해주는 것이 좋다. 따뜻한 물로 좌욕을 하면서 항문과 고환 사이를 마사지한다. 중심법 수련 중의 한 방법으로 항문 조이기 호흡법을 수련하면 매우 효과가 크다.

잘 낫지 않는 천식 치유법

기관지천식은 호흡곤란을 일으킬 수 있는 여러 가지 장해요인이 겹쳐서 생기는 것이다. 기관지가 쪼여드는 것은 체질적 요인과 심리적 요인이 함께 작용한다. 천식을 일으키는 가장 주된 요인은 상열하한이다. 열이 위로 많이 오르고 하복부에 냉기가 생기면 천식이 심해진다.

천식은 상열할 때 가장 증상이 심해지는 까닭에 정신적으로 속을 끓이고 스트레스가 쌓이고 심리적으로 불안하고 안정이 안 될 때 더욱 심해진다.

또 감기에 걸려 열이 오르고 가래가 생기고 숨이 차며 기침을 하기 시작하면 천식은 더욱 심각해진다. 그리고 부종이 생겨서 몸이 자꾸 부어오르고 숨결이 편안하지 못하면 천식이 더욱 심해진다. 몸의 기능이 저하되고 심장이 번거롭고 기혈수액의 흐름이 원활하지 못하면 천식은 더욱 심화된다.

☞ 천식 치료법

목화씨 1근, 호두 1되, 은행 1근, 살구씨 1근 (호두, 은행, 살구씨는 밥 위에 찌기를 세 번해서 말린 것을 쓴다.)으로 기름을 짜서 아침 저녁으로 공복에 한 숟가락씩 복용한다.

그리고 중심법과 원심법을 수련한다. 천식은 호흡이 고르고 깊어질수록 그 증상이 사라지고, 원심법과 중심법의 수련이 정교해질수록 천식의 뿌리가 빠질 수밖에 없다.

노년기 불청객 치매 예방법

치매란 정신력이 약하여 정신이 혼미한 것을 말한다. 왜 정신이 혼미해져 치매에 걸리는 것일까? 그것은 정신에너지가 고갈되어서 그러한 현상이 생기는 것이다. 정신은 정과 신으로 나뉘고 정의 에너지, 신의 에너지로 구분된다. 정은 물에서 생기는 수정의 에너지이고 신은 불에서 생기는 화신의 에너지이다. 수정화신의 에너지가 정신인데 인간이 태어날 때 가지고 오는 원정과 원신이 있다. 후천적으로 생기는 정기와 신기의 도움과 조력으로 원정, 원신이 고갈되지 않고 정신활동을 유지할 수 있는 것이다. 후천적으로 정기와 신기가 배양되는 것은 정신을 고요히 하고 정신집중을 통하여 정신통일을 이루었을 때 정기, 신기가 충전되고 배양되는 것이다.

따라서 치매가 찾아오는 것은 정신을 낭비하고 정신을 까먹었기 때문이다. 정신력은 끝없이 쓸 수 있는 무한에너지가 아니다. 정신력을 지나치게 쓰면 반드시 바닥이 날 때가 있고 정신력이 고갈되면 혼침해지고 혼미해진다. 그렇다면 정신력을 낭비하고 정신을 까먹는 행위는 어떠한 것인가? 우선 정신력을 가장 많이 소모하는 것은 생각을 많이 하는 것이다. 시도 때도 없이 하루 24시간 생각에 매여 사는 사람은 정신을 까먹는 사람이다. 심지어 자면서까지, 꿈속에서까지 생각과 잡념에 시달리며 정신에너지를 소모한다. 정신력의 낭비는 마음의 평온, 마음의 고요가 없을 때 일어나는 것이다.

정신에너지의 급격한 소모는 심리적인 충격이 가해졌을 때 크게 일어난다. 가령 사업의 실패, 친구의 배신, 실연 등이 정신을 공황상태로 몰고 갈 수 있다. 또 가족의 죽음, 가족의 부상 등이 정신에너지의 급격한 고갈을 불러올 수 있다. 그리고 자신의 육체적 손상과 질병으로 인해서도 정신이 황폐화 될 수 있다. 그러나 지속적으로 정신에너지를 소모시키는 주범은 감정과 기분에 치우쳐서 사는 것이다.

감정에 쏠려 살지 않고 중심을 지키면 정신에너지의 소모는 없다. 감정에 매여 허겁지겁하면서 쾌락과 즐김, 분노와 증오, 질투와 시기, 슬픔과 절망 이러한 감정으로 정신에너지를 소모시키면 허탈과 무기력에 빠지고 결국은 허무와 우울이 침투한다.

☞ 치매를 치유하는 법

결국 치매라는 것도 생각과 감정과 정신을 조율하지 못한 결과로서 찾아오는 것이다. 과학적으로 밝혀진 치매 예방은 고치에 있다. 고치란 이빨을 마주치는 것이다. 그래서 수시로 이빨을 마주치거나 껌을 씹으면 치매를 예방할 수 있다. 그리고 정신의 집중, 정신의 응집, 정신 통일이 치매를 멀리 한다. 중심법 · 원심법 수련이 치매 예방에 가장 효과적인 대책이다.

현대인의 난치병 암 치유법

현대의학이 아직 암을 완전히 규명하지 못하여 암을 발본색원하지 못하고 암을 가지치기하고 세력눈을 억눌러서 진행을 억제하는 정도에 그치고 있다. 암은 어디서 오는가?

암은 세포의 변형이요, 세포 형질의 변형이다. 세포가 변형되고 변질되는 것은 외부에서 적이 쳐들어 온 것이 아니라 내부에서 적이 생겨 내부의 중요기관을 적이 장악한 결과로 나타난 것이다. 세포에 변형, 변질이 일어나면 내 몸에 붙어 있는 것이지만 이미 적군으로 간주되어 서로 맹렬하게 공격하고 살상하는 전투마당으로 변하게 된다. 그래서 병이 들면 움직일 힘도 없을 만큼 피곤해지는 것이다.

그럼 왜 세포가 변형, 변질되어 암으로까지 발전하는가?

그것은 발열 냉극의 자극을 수년 또는 수십 년 동안 반복적으로 받으면 그것이 암으로 발전하게 만든다. 체질적으로 열이 있는 사람이 장기 어느 부위에 염증이 발생했는데 그것을 방치하고 수십 년 동안 발열의 자극을 주면 암으로 발전한다. 또 몸에 냉기가 많은 사람이 지속적으로 술을 마시면 술을 마실 때는 발열하고 술이 깨면 냉극하여 냉극 발열이 지속적으로 마주치면 그것이 결국 암으로 발전한다. 술을 마시지 않아도 오한발열, 발열 냉극이 지속되는 상황이 생길 수 있고 그것으로 인하여 암이 발병하는 원인이 된다. 고혈압, 고지혈증, 비만과 탁수, 탁혈, 탁기가 냉극 발열의 원인을 제공한다.

> **따라서 암을 예방하고 치유하려면 탁수, 탁혈, 탁기를 다스리고 고혈압, 고지혈증, 비만을 조절하고 다스려야 한다.**

냉극 발열의 증상을 봉쇄하려면 몸의 균형을 잘 유지하여 신체 리듬을 최상의 상태로 끌어올려야 한다. 위의 증상들을 개선하기 위해서는 식사 조절법이 제일 중요하고, 그 다음이 마음의 평온을 유지하는 것, 그리고 적절한 운동이다.

탁한 기운이 생기는 것은 지방 섭취와 관련이 있으니 동물성지방은 차단하는 것이 좋다. 신선한 푸성귀와 잡곡밥을 섭취하여 몸 안에 쌓여있는 탁한 기운을 밖으로 배출시켜야 한다. 항암치료를 위해서는 특별한 방법을 통하여 원심력과 중심력을 키워야 한다.

암 치료를 위한 수련법은 가열순환 원심법과 수화통일 중심법이다. 위의 방법은 황색요법이란 책자를 통하여 공개할 예정인데 여기에서 일부분을 소개한다.

▶ **가열순환 원심법**이란 생강, 마늘, 계피, 인삼 등을 복용하고 난 뒤 원심법을 수련하여 땀을 흠뻑 흘리는 것을 말한다. 이 방법을 쓰면 열에너지 충전을 배로 할 수 있으며, 원심법의 효과를 크게 높일 수 있다. 다만, 이 식품들은 너무 성질이 뜨겁기 때문에 원심법을 수련하지 않고는 복용할 수 없다.

▶ **수화통일 중심법**이란 생명핵은 수화통일에서 오고 수화통일은 불의 단련에서 온다는 이론이다. 수화 통일된 생명의 핵은 감로정인데 그것으로 이루어진 식품이 황정과 황염이다. 황정은 인삼, 생지황, 고추냉이, 생강, 황련, 황백을 불로 단련하여 황정을 얻은 것이요, 황염은 소금을 불로 단련하여 황염을 얻은 것이다. 따라서 위의 식품을 섭취하고 중심법과 원심법을 수련하면 말로 다할 수 없는 효과를 경험할 것이다.

 운명을 바꿔주는 숨은 건강법

chapter 12

몸의 균형을 바로잡는 원심법

원심법이란
무엇인가?

원심법이란 무방원심을 말하는 것이다. 무방원심이란 방이 없는 둥근 마음을 가리키는 것이고 방의 뜻은 모서리, 모나고 각진 것을 의미하니 무방이란 모난 구석이 없음을 표현하는 용어이다. 그런데 무방한 것이 저절로 무방이 되는 것이 아니라 원심에 의해서 무방이 이루어지니 무방원심이라 하는 것이다. 이 때문에 원심법이 생기는 것이다. 좀 더 구체적으로 얘기하면 원심법이란 원심력, 회전력의 힘을 이용하여 모나고 각진 것, 기울어진 것, 울퉁불퉁 튀어나와 매끄럽지 못한 것을 둥글고 원만하게 만드는 것을 말한다.

원심법의 효과와 파워는 회전력 또는 원심력에 의해서 생기는 것이다. 우리는 일상생활 속에서도 너무도 쉽게 원심법을 발견할 수 있다. 가령 도자기, 옹기, 찻잔, 그릇 등을 빚으려면 그대로 손으로 주물러서 만들어 낼 수는 없다. 물레틀을 돌려서 회전력을 이용하지 않고는 절대 흙을 성형하여 도자기나 그릇을 만들어 낼 수 없다. 원심력과 회전력을 이용하여 물건을 만들어내는 것도 원심법의 한 부분이다.

또 벼나 보리 등 곡식을 탈곡하기 위해서는 탈곡기의 회전력이 없으면 곡물을 탈곡할 수가 없다. 그리고 쌀이나 밀가루 등을 생산하려면 도정이나 제분을 해야 하는데 그 역시 도정기, 제분기의 회전력이 없으면 불가능하다. 주스나 녹즙을 만들어 먹으려 해도 믹서기나 녹즙기의 회전력과 원심력이 필요하다. 시원한 바람을 일으키는 선풍기도 회전력이 꼭 필요하고 우리들의 일상생활에 꼭 필요한 자동차, 기차, 항공기, 선박 등도 회전력이 없으면 한 발자국도 움직일 수가 없다.

그리고 자연 속에서도 원심법이 행해지고 있다. 지구의 공전과 자전이 원심법이다. 일 년 사계절을 통하여 식물이 자라고 꽃이 피고 열매가 익는 것은 원심법의 결과이다. 강가에 흩어진 조약돌에서 호박돌까지 물살에 구르고 굴러서 모난 곳이 닳아 둥글게 변하는 것마저 원심법의 효과가 표현된 모습이다. 또 양봉을 하여 꿀을 채밀할 때 벌집을 채밀기에 넣어 빙글빙글 회전력을 이용해야 꿀을 뜰 수 있다.

이처럼 원심법이란 원심력, 회전력을 이용하여 막힌 곳, 병든 곳, 기울어진 곳, 모난 곳을 원만하게 바로잡는 것을 말한다. 일상생활 속에서 원심력은 매우 중요하고 다양하게 쓰여지지만 그 모든 것을 떠나서 원심력은 생명과 직결되어 있다. 혈액순환, 기순환, 수액순환 그리고 체온 조절까지 원심력이 없으면 그 기능의 수행이 불가능하다.

우리들은 몸이 건강하고 활력이 넘칠 때에는 자연과 주위의 존재들에 대한 고마움을 잊고 산다. 그러나 당장 체온이 내려가면 보온을 해야 살 수 있고 탈수가 심각해지면 물을 마셔야 살 수 있으며 매연이 가득한 환경에 처하면 숨을 쉬어야 생명을 유지할 수가 있다. 공기와 물과 불은 생명을 굴리는 수레와 같은데 이 생명을 굴리는 순환운동은 원심력의 작용에 의하여 지속적으로 유지되는 것이다.

따라서 원심력은 공기만큼이나 중요하며 원심력이 무너지면 모든 순환운동이 정지되는 극단적인 사태가 발생한다. 우리 인체는 순환운동을 방해하는 여러 가지 요인이 발생하면 이로 인하여 기울기와 질병이 발생하여 생명을 위협하는 일이 생기니 원심법이 꼭 필요하게 되는 것이다.

원심력이 약하면
질병이 생긴다

원심력이 약해진다는 것은 쉽게 말해 혈액 순환이 안 된다는 얘기이다. 기순환이 되지 않고 수액순환이 원활하지 못한 것은 원심력이 떨어지기 때문이다. 혈액순환이 되지 않으면 여러 가지 질병이 찾아온다. 혈전, 경색, 중풍 등으로 이어지기 쉽고 심장마비, 동맥경화, 혈관 폐색증, 하지 마비증, 말초 신경염, 하지 무혈 괴사증 등이 생기기 쉽다.

또 원심력이 떨어지면 무기력해지고 의욕이 상실되며 정신력이 저하되고 활동력이 떨어져서 공황장애가 생기며 우울하고 침울해지며 의기소침한 상태에 빠져서 헤어나기가 어렵다.

이러한 경우는 기순환이 저하되어 열에너지 상승보다는 열에너지의 침하가 더 많이 생기고 심장과 담낭을 덥혀주는 화기의 불급 현상을 초래하여 정신적·육체적으로 그 기능을 손상시키는 것이다. 그뿐만이 아니라 원심력이 약하면 기순환을 저하시키고 열에

너지를 하강시켜 화기불급 현상이 일어나 그로 인하여 생기는 것
이 담음과 부종과 수종이다.

우리 몸 속에 화기가 미달하면 물길이 막히게 된다. 다시 말해
열에너지가 부족하게 되면 수액의 흐름이 원활하지 못하여 수분의
정체현상이 생기고 담음과 탁수가 생긴다. 따라서 신장의 기능이
저하되고 몸이 자주 붓게 되며 몸 속에 노폐물이 쌓여서 각종 질병
을 발생시킨다. 그런데 문제는 일반상식이 잘못되어 있다는 점이
다.

질병이 발생하는 것은 영양의 불균형, 과로, 세균 감염 등으로 인하
여 생기는 것으로 알고 있지만 실제로는 원심력이 저하되어 질병이
발생하는 것이다.

과로, 또는 세균이 침투해도 몸이 건강해서 내성이 강하고 면역
력이 높으면 질병에 걸릴 염려가 없다. 그러나 원심력이 떨어져 기
울기가 심해지면 금방 질병에 노출될 수밖에 없다.

 운명을 바꿔주는 숨은 건강법

원심력이 약하면 수명이 짧아진다

평소에 몸이 건강하여 잔병치레도 하지 않고 병원 문턱도 잘 넘지 않고 항상 건강을 자신하던 사람이 갑자기 심장마비에 걸려 사망하는 경우가 왕왕 있다. 왜 이러한 일이 생기는 것일까? 그것은 몸은 열에너지가 많아 건강한 것처럼 보이지만 원심력과 중심력이 약하여 기울기가 일어나고 화기가 상열하여 상열하한이 일어났기 때문이다. 질병에 자주 노출되어 온갖 병을 달고 살면서도 구십 수를 하는 사람이 있는가 하면 간병 또는 폐병에 한 번 걸려서 사오십에 인생을 마감하는 사람들도 많다.

이러한 경우는 무슨 까닭이고 무엇이 원인인가? 수명의 장단은 무엇에서 비롯하는가?

생명은 열에너지에서 비롯한다. 따라서 수명의 장단은 열에너지에 달려있다. 즉 열에너지가 많고 강렬할수록 오래 살 수 있다. 그러나 문제는 열에너지가 많아도 중심력이 튼튼하여 기울기가 일어나지 않아야 한다는 점이다. 피가 뜨거워 건강해도 상열하한이 심하게 일어나 중심이 깨어지고 기울기가 커지는 사람은 오래오래 장수하기란 요원한 일이다.

수명의 길고 짧음을 결정하는 잣대는 우리들의 몸 속에 들어있는 원정과 원기이다. 인간이 몸을 받아 태어날 때 가지고 오는 것이 원정과 원기인데, 이 원정과 원기를 심하게 손상시키면 목숨이 위태로워지는 것이다.

그렇다면 원정, 원기는 어디에서 오는가? 원정, 원기는 물과 불의 정화에서 생겨난다. 물과 불이 서로 단련하여 수화통일이면 그것이 화괴수정이 되고 화괴수정이면 한 생명, 한 본성이 되니 이것이 생명의 핵이요, 수화통일 황정 감로수이다.

물과 불은 수많은 단련을 받아야 통일이 되는데 그것이 통일이 되면 생명의 눈이 생기니 이름이 황정이요, 다른 말로는 감로정 또는 감로수이다. 이 황정의 생명 핵이 깨어지지 않고 보존될 수 있는 까닭은 중심력과 원심력의 에너지가 황정을 지켜주고 있기 때문이다. 필자가 기를 쓰고 원심법과 중심법을 보급하려고 하는 까닭은 황정의 생명 핵을 지키는 파수꾼이 원심법과 중심법이기 때문이다. 필자가 익은 밥을 먹고 생쌀 설은 소리를 하겠는가?

그러나 독자 여러분에게 당부하고 싶은 것은 건강을 지키기 위해서 몸과 마음의 건강 관리를 남에게 의존하기만 해서는 안 된다는 것이다. 요즘의 세태가 뭔가 애써 노력할 생각은 하지 않고 자신의 몸뚱이마저도 돈으로 해결하려고 한다. 건강을 돈으로 살 수 있다고 쉽게 생각하는 사람은 언젠가 후회할 때가 있다.

몸은 스스로 노력해서 가꾸고 다듬어야 하는 살아숨쉬는 보배이다. 자신의 가장 소중한 보물을 남에게 맡기는 것은 가장 어리석은 짓이다. 인간의 몸뚱이를 들고 이 땅에 서있는 것은 커다란 축복이요, 행운이다. 그래서 애써 건강을 지켜야 하고 원정, 원기를 보존하기 위해서라도 원심법과 중심법을 수련하여야 마땅하다.

평소에 원정, 원기를 가장 심각하게 손상시키는 것은 쾌락의 탐닉에 빠져서 급급하게 허겁지겁 행할 때이다. 또 몸 안의 에너지가 바닥이 날 때까지 오랜 시간동안 음주, 오락 등을 탐닉할 때이다. 그러한 행위가 있고 난 그 이튿날, 심각한 허탈현상이 생기고 우울하고 허무감이 생기면 원정 · 원기가 손상을 입은 것이다.

따라서 이런 현상이 있을 때마다 중심력과 원심력은 조금씩 흩어지게 되므로 평소에 급급하게 에너지를 쓰는 것을 삼가고 원심법과 중심법을 수련하여 에너지 충전을 시키고 동시에 원정 · 원기를 잘 보존함에 노력을 기울여야 할 것이다.

원심력이 약하면 면역기능이 떨어진다

면역기능이 떨어진다는 것은 쉽게 질병에 잘 걸리고 세균감염에 노출이 심한 경우를 말한다. 몸 속에 염증이 잘 생기고 또 염증이 잘 치유되지 않고 몸이 차츰 쇠약해져 가는 것도 면역력에 이상이 있는 것이다. 면역력이 약하다는 것은 다른 말로 바꾸면 원정이 손상되었다는 소리이다. 원정이 손상되면 쉽게 피로해지고 무기력해지며 눈, 코, 입, 귀, 목 등에 염증이 잘 생긴다. 상초과혈이 일어나고 중심이 무너져 기울기 진행이 생긴다. 중심력이 무너지고 기울기가 생겨서 각종 질병과 염증과 세균감염이 잘 일어나는 상태는 이미 원심력이 약하여 무기력해진 상태이다.

따라서 원심력이 무력해지면 인체의 육장육부의 기능이 어느 한쪽으로 지나치게 쏠리게 되고 중심의 균형이 무너짐으로써 인체 본래의 자연치유력, 자생력과 소생력이 무력화된다. 이것이 바로 면역기능의 저하를 나타내는 상태이다.

일상생활과 기울기

원심법은 좀 더 정확하게 표현해서 무방 원심법이다. 그 뜻은 원이 돌아서 회전함으로써 자연적으로 각진 모서리가 없어져 둥글게 변화한 것을 무방원심이라 한다. 그러나 반대로 얘기하면 원이 형성되지 않은 무원의 상태라면 각이 진 모양새나 모서리 진 형상을 하게 되는 것이다.

따라서 현실의 현상세계에는 원보다는 방이 많고 더불어 속과 절이 많다. 방, 속, 절은 원과 반대 입장에 있다. 방은 모나고, 줄어들어서 지방이 된 것, 속은 이편 저편, 어느 편에 속하여 기울어진 것, 절은 둥글게 이어짐이 없이 단절되어 끊어져서 연결성이 없는 것이다. 그러니 방과 속과 절은 전체성이 결여되니 오그라들어버린 개체의 유한함과 나약함을 의미하는 것이다.

그 전에 이와는 반대로 원은 개체성을 사라지게 하는 힘이 있으므로 전체성으로 연결되고 우주화를 이루게 하는 것이 원이다. 무방원심이란 뜻이 바로 이것을 의미한다. 원심력을 계속 일으키면 각지고 모난 것을 둥글게 만들고 개체화된 것과 개인적인 것을 둥글게 둥글게 전체 속으로 끌어들임으로써 개체성을 해체시켜 전체 속으로 끌어들여 전체화·우주화를 만든다. 그러나 지금 일상의 현실 속에서는 너무나 개체화가 되어있고 기울기가 계속 심화되고 있으니 원심력과 원심법이 절실히 필요하다.

☯ 수면과 기울기

건강한 생활을 유지하기 위해서는 규칙성이 있는 수면이 필요하다. 수면과 건강은 서로 밀접한 관계에 있다. 그런데 왜 인간과 동물들은 잠을 자야 되는 것일까? 수면을 필요로 하는 까닭은 무엇인가?

그것은 계속적인 활동 때문이다. 만약 인간이나 동물이 끝없이 활동하면 결국은 그 기능이 파괴되고 멈추어버리고 말 것이다. 그래서 수면은 활동을 정지시키고 활동을 멈추게 하는 브레이크와 같은 것이다. 수면은 자동차의 제동장치와 같다. 브레이크가 고장 난 자동차는 멈출 수가 없는 것처럼 인간이 수면을 취하지 않고는 의식 활동을 쉴 수가 없다. 인체 속에서 움직이는 주체는 혈액이고 혈액을 관장하는 기관은 간이니 수면이 부족하면 간 기능과 혈액에 이상이 생긴다. 혈액은 항상 움직이는 것이라 활동이 지나치면 쉬어야 하는데 혈액이 쉴 수 있게 만들어진 정류장이 간장이다. 그러나 혈액이 쉬기 위해서는 손발을 움직이지 말아야 하고 그렇게 하려면 수면을 통해서만이 가능하다.

따라서 수면을 취하지 않으면 그 후유증이 당장 나타난다. 눈이 충혈되고 손발이 무력해지는 것이다. 인체의 기능을 살펴보면 낮에는 화기가 아래로 내려가고 수기는 위로 올라간다. 밤에는 반대로 화기가 위로 올라가고 수기는 아래로 내려간다. 화기가 위로 올라가고 수기가 아래로 내려간다는 것은 생명조건을 역행하고 파괴하는 작용이므로 이것을 막기 위하여 수면이 필요하게 되는 것이다.

수면을 통하여 잡념과 의식을 쉬고 육체의 활동을 그침으로써 흩어지려는 수화의 기운을 중심으로 유도한다.

그러므로 수면은 밤에 취하는 것이 가장 올바르고 시간적으로는 오후 9시 30분에서 오전 3시 30분까지가 가장 적합한 시간이다.

그 까닭은 술시가 지나 해시로 바뀌면 음이 시생하는 때이므로 이때 눈을 뜨고 있으면 냉기와 컴컴한 기운이 몸 속에 스며들게 되고 축시가 지나 인시로 바뀌면 양이 시생하므로 이때 눈을 감고 있으면 빛과 양기를 받아들일 수 없어 신진대사기능을 역행함은 물론이요, 마음의 광명을 얻을 수 없게 되는 것이다.

음이 성할 때 눈을 뜨고 있으면 어둠을 받아들이고, 양이 성할 때 눈을 감고 있으면 밝음을 저버리니 마음의 문이 닫히게 된다. 그리고 수화가 흩어지는 밤에는 질병도 더욱 기승을 부리고 통증도 증가된다. 밤이면 생명조건이 파괴되는 때이므로 질병도 더욱 무거워질 수밖에 없고 기분도 명쾌하지 못하므로 충분한 수면을 통하여 휴식을 취해야 한다.

만약 12시가 넘어도 잠을 자지 못하고, 일찍 잠이 들면 무엇을 잃어버린 것 같이 허전하여 02시가 넘도록 잠을 자지 않는 사람은 이미 건강이 무너지고 있다는 조짐이다. 왜냐하면 밤에는 화기가 상기하는 때이므로 중심의 기운이 약하면 약할수록 화기가 더욱 상기하므로 정신이 산란하고 생각이 많아져 더욱 일찍 잠들지 못하게 되는 것이다.

요즘은 어떻게 된 노릇인지 갈수록 밤 문화가 발달하고 새벽이 될 때까지 도시의 거리는 불야성을 이루고 있다. 수많은 사람들이 늦은 밤까지 잠을 자지 않고 술을 마시거나 오락게임에 빠져서 건강을 해치고 몸을 혹사하고 있다. 수면을 취해야 할 시간에 에너지를 사용하면 에너지 낭비가 더욱 극심해진다. 그리고 음주로 인하여 비위가 상하고 습기가 생기면 근심 걱정이 많아지고, 누워서 잠을 청하면 끝없는 생각의 늪에 빠져 허우적거리면서 날밤을 새우니 심각한 불면증에 시달리게 되는 것이다.

불면증은 비위가 허냉하고 습기가 생겨 생각이 많아지고 근심 걱정과 초조함, 그리고 강박관념에 시달리게 만든다. 오래도록 불면증이 지속되면 마음이 불안해지고 정신력이 떨어지며 두통과 어지러움증이 생긴다. 또 몸과 마음이 함께 무력해지고 무기력증에 빠져서 조금만 움직여도 쉽게 피곤해진다.

불면증은 에너지를 가장 많이 소모시키고 몸의 면역기능을 저하시켜 각종 질병을 일으키는 원인을 제공하니 불면증을 오래도록 방치하면 심각한 기울기를 일으켜 몸을 망치게 만든다.

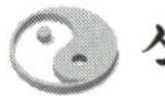 식음과 기울기

몸에 좋은 음식은 거칠고 쓰면서 맛이 없어 손이 잘 가지 않고

억지로 먹지 않으면 먹기가 쉽지 않다. 그런데 반대로 몸에 해로운 음식은 달콤하기 그지없고 계속 입맛을 당기게 하고 손이 저절로 자꾸 가게 만든다. 콜라나 사이다 같은 음료수를 가까이 하면 계속 먹고 싶은 욕구를 불러일으킨다.

그리고 가장 심각한 피해를 일으키는 존재는 술이다. 술은 그 자체가 사람의 이성을 마비시키고 의지를 상실시키는 독 기운이 있어 몸이 상하고 간 기능이 치명적인 손상을 입어서 목숨이 위태로워져도 술이 술을 마시게 만든다. 술을 절제하지 못하여 패가망신하고 깊은 병을 얻어 목숨을 잃는 사람들이 너무도 많다.

그리고 요즘은 먹거리가 지나치게 많아서 조금만 조심하지 않으면 영양과잉이 되기 쉽고 고지혈증, 비만이 되기 쉽다. 또 지나친 육류 섭취와 기름으로 튀겨서 먹는 튀김 종류, 기름기 많은 음식은 혈액에 노폐물이 쌓이게 하고 담음을 일으켜 여러 가지 질병을 일으키는 원인을 만든다.

또 하나 잘못된 점은 지방의 과잉섭취와 아울러 찬 음식, 냉기가 많은 음식을 먹는다는 점이다. 여름철 날씨가 더워지기 시작하면 찬 음식, 빙과류, 맥주, 냉면 등을 많이 먹게 되는데 체질이 냉한 사람이 이러한 음식을 자주 먹게 되면 오행의 기운이 어느 한쪽으로 심하게 기울게 된다.

너무 지나치게 음식을 가려서 먹는 것도 안 되지만, 열이 지나친 사람이 닭고기를 좋아하면 반드시 질병을 얻게 되고 대장이 습냉한 사람이 돼지고기를 자주 먹으면 마침내 중병이 생긴다.

보온과 기울기

감기를 자주 앓는 사람은 냉기가 많고 허약한 사람이 아니라 오히려 열이 많고 기운이 강한 사람이 더욱 자주 감기를 앓는다. 그것은 열이 많아서 냉기에 감각이 둔하기 때문이다.

감기나 동상은 상한병이다. 냉기에 손상을 받은 질병인데, 몸이 뜨거우면 찬 기운이 몸 속에 스며드는 것을 잘 의식하지 못한다. 그래서 냉기가 많이 스며들 때까지 방어 장치가 작동되지 않아 알아차렸을 때는 이미 늦어 늘 감기나 동상에 걸리게 되는 것이다.

반대로 열이 적고 혈냉한 사람은 추위에 민감하여 금방 몸을 움츠리니 상한이 생길 틈이 없어 감기에 잘 걸리지 않는다. 먹는 것을 잘 조절하지 못하면 안으로부터 병이 생기고 보온을 잘하지 못하면 밖으로부터 냉기가 침투하여 상한병이 생기고 그로 인하여 균형의 기울기가 일어난다.

특히 여성의 경우 화기와 양기가 남성보다 부족한 데도 불구하고 노출을 심하게 하고 다닌다는 데 문제가 있다. 그리고 여성이 가장 따뜻하게 해야 할 부위가 배꼽과 엉덩이이다. 이것은 건강과 수명에 연관된 부분이다. 그런데 무슨 몹쓸 바람이 불었는지 배꼽과 넓적다리를 노출하고 다니는 것이 유행이 되어버렸다. 그것을 못하는 여성은 급이 떨어지는 것으로 취급을 받으니 참으로 이상스러운 세태이다.

배꼽을 따뜻하게 해야 중심 기운이 잘 자리잡고, 엉덩이를 따뜻하게 해야 자궁에 피가 잘 돌아 건강한 생활을 유지할 수 있다. 그런데 이와 반대로 행하고 있으니 불임의 원인을 만들고 각종 여성질환을 일으킨다. 배꼽과 하체를 오래도록 냉기 속에 노출시키면 수명이 상당히 짧아진다. 그리고 품행이 방정한 사람은 상을 받았는데 그 품행은 어디에서 오는가? 어깨에는 자랑이 있고 허리에는 재주가 있고 엉덩이에는 궁리가 있고 배꼽에는 품행이 있다. 그래서 허리를 유연하게 하고 허리를 튼튼하게 만들면 재주넘기를 잘하고 운동신경이 발달한다. 그리고 배꼽을 여미고 배꼽을 은밀하게 하여 따뜻하게 만들면 중심이 생겨 의지와 신의가 굳건해지고 마음의 산란함이 사라져 한결같은 마음이 유지되어 품행이 방정하게 되는 것이다.

그러니 건강뿐만이 아니라 세상을 잘살기 위해서라도 배꼽을 노출시키지 않도록 하자.

출세하기 위해서는 남들로부터 믿음과 신용을 얻어야 한다. 타인에게 인정을 받으려면 한결같이 중심 잡힌 마음이 필요하다. 그러나 배꼽을 자주 내놓으면 배꼽으로 냉기가 들어가서 중심이 무너지고 마음이 산란해지니 변덕을 잘 떨게 된다. 그렇게 변덕을 잘 떨다보면 신용이 깨지고 결국은 능력을 파는 사람으로 남지 못하고 눈웃음을 파는 변덕쟁이로 남게 된다. 따라서 중심의 기울기를 막으려면 아랫배를 항상 따뜻하게 덥혀주어야 한다.

생각과 기울기

잠을 적게 자도 기울기가 생기고 음식을 잘못 먹어도 기울기가 생기지만 생각을 잘 조절하지 못하면 심각한 기울기를 초래한다. 불면증에 시달려 잠을 못 자는 것도 결국 그 원인은 생각을 멈추지 못하는 데서 비롯한다. 정신력을 많이 써도 육체적 노동을 해서 에너지가 소모되는 그 이상으로 에너지가 소모된다. 정신에너지도 물질에너지와 동일하다. 우리 몸 속에 있는 열에너지가 타서 정신력으로 전환되는 것이다. 원정과 원신과 진기가 소모되어 정신에너지로 나타난다. 따라서 정신력을 낭비할수록 원정이 고갈되는 것이다.

정신은 잡념이 많고 산란할 때 에너지 소모가 심해지고 반대로 마음이 고요하고 잡념이 사라지면 정신이 모아져 초점이 일치되고 응념이 일어나 에너지 충전이 이루어진다. 정신력의 소모는 생각이 많을 때 심하게 일어난다. 스트레스를 받아 초조함이 생기고 근심 걱정이 생기고 생각이 끝없이 이어져 생각을 멈추려 해도 생각을 멈출 수 없을 때 이때가 가장 정신에너지가 낭비되고 기울기가 심하게 일어나는 때이다.

☯ 오행의 기울기

① 목(木)의 기운이 커질 때

목기의 기운이란 직신하는 기운, 발산하는 기운, 팽창하는 기운, 소모되는 기운들이다. 따라서 목기는 토기의 기운을 억압한다. 토기는 목기와 상극이다. 토기는 축적하는 기운, 비대되는 기운, 정지하는 기운 등이다. 그런데 목기가 토기를 약화시키니 목기의 기운이 강하면 진액이 고갈되고 에너지 소모가 많아져서 지방의 분해가 활발해 체형이 마르고 왜소한 사람이 된다. 또 금기의 상극을 받으니 목기가 금기보다 더 강성할 경우 발산력은 더욱 커져서 살이 찌지 않는 깡마른 조혈인의 체질을 형성한다. 목기는 진액을 마르게 하니 폐 기능을 약하게 하고 폐에 연결되어 있는 피부를 상하게 한다. 따라서 폐질환과 피부병을 잘 생기게 한다.

또 진액의 부족은 전립선의 기능을 약화시키고 소장열을 일으키는 원인이 되니 항상 소변을 시원하게 보지 못한다. 진액의 기울기가 심하게 일어나서 엉덩이와 앞 가슴살이 납작하게 되고 피부병과 소변불리가 심하게 일어나면 원심법을 활용하여 토기를 키워야 한다.

② 금(金)의 기운이 커질 때

금기는 딱딱하고 견고한 기운이다. 따라서 금기가 많다는 것은 조여드는 기운, 수축하는 기운이 강하다는 소리이다. 금기가 강한 사람은 피부가 검고 근육형의 체형을 하고 있다. 금기가 커질수록 끌어당기는 힘이 커지므로 변비가 심해진다. 금기가 많다는 것은 곧 근육이 딱딱하게 잘 굳는다는 말이다. 따라서 금기가 많은 금체 내울인은 근육 경직현상이 잘 일어난다. 척추 근육과 척추 부위가 잘 경직되어 유연성이 현저하게 떨어진다. 이 때문에 요통, 목 디스크, 견비통, 배통 등을 잘 호소한다.

그리고 금기가 많으면 온몸이 항상 조여드는 압박을 받으니 몸속의 가장 부드러운 장기에 해당하는 간장이 심하게 압박을 받게 된다. 그러니 금기가 많으면 간 기능이 손상될 우려가 많다. 또한 간 기능이 약해지면 다른 체질에 비해 치료효과가 매우 불량하다. 그것은 항상 금기의 압박을 받고 있으니 간은 늘 열악한 위치에 놓여있기 때문이다. 따라서 금기가 많으면 화기로 견제하는 원심법의 활용이 필요하다.

③ 토(土)의 기운이 커질 때

생명의 순환운동에서 물과 공기, 그리고 불기운이 어느 하나라도 막히지 않고 잘 순환하고 있을 때에는 생명활동이 원활하고 순조롭다. 그런데 이 중에 어느 하나라도 막히기 시작하면 순환에 커다란 장애가 생겨 생명을 위태롭게 하는 일이 발생한다.

물은 스스로는 그 순환이 원활하지만 흙의 기운을 만나면 흐름이 느려지고 결국 토기에 의해 물의 흐름이 막히고 만다. 바람도 흙을 만나면 막히게 되고, 불기운도 흙을 만나면 꺼지게 된다. 따라서 토기는 물, 불, 바람의 흐름을 방해하는 장애물이다. 그래서 토기가 커지면 물이 탁해지기 시작해서 담음이 생긴다. 담음이란 가래가 생긴 것처럼 몸이 탁하고 뻑뻑해진 것을 말한다.

물이 탁수로 변하면 여러 가지 질병이 발생하게 되는데 가장 먼저 부종이 생겨서 몸이 자꾸 불어나고 살이 쪄서 비만이 되기 쉽다. 신장기능이 저하되고 위장병이 생기며 천식도 발병하기가 쉽다. 토기가 커지면 스스로 비후해져서 움직임이 느려지고 모든 기운을 가로막는 장애물로 변한다.

토기가 커지면 발산력, 직신력, 순환력이 떨어져서 대사장애가 생기는 것은 물론 정신기능까지 떨어진다. 민첩하고 예민하고 활발하지 못하니 정신력까지 둔화되어 판단력이 명쾌하지 못하고 엉거주춤 우물쭈물하게 된다.

따라서 토기의 기울기를 제어하는 목기의 견제력을 키워주어야 한다. 원심법을 활용하여 목기를 활성화시키면 균형을 조절할 수 있다.

④ 화(火)기가 커질 때

화기가 커진다는 것은 열이 많아지거나 열이 위로 상기현상을 일으켜 상초 쪽으로 화기의 기울기가 일어났다는 소리이다. 화기가 많은 사람은 화체 혈열인이 된다. 다만 혈열인이라도 화기의 기울기가 심화되지 않으면 별 문제가 없지만 화기가 많은 사람은 열로 인하여 염증질환이 잘 발생한다.

화기의 기울기가 일어나면 우선 성정이 성급하고 스스로 제어하는 힘이 약해져 난폭해진다. 화를 자주 내고 안하무인이 된다. 화기의 기울기가 지나치면 심리상태가 불안정하여 타인을 공격할 수 있고 주위를 피곤하게 만드니 적절한 화기의 조절이 필요하다.

화기의 기울기가 심화되면 하복부에 냉기가 쌓여 얼음을 넣어놓은 것 같아지고 그러한 현상이 생기면 손발이 극도로 차가워지고 가슴이 답답하고 얼굴에서 식은땀이 줄줄 흐른다.

이러한 증상이 나타나면 매우 위험하다. 화기의 지나친 기울기는 심장마비와 중풍, 심장질환, 천식, 당뇨, 고혈압, 동맥경화, 간, 담낭질환, 각종 심장병, 췌장염, 위궤양 등이 생긴다. 화기가 많은 사람은 평소에도 인후염, 비염, 중이염, 결막염 등이 잘 생긴다. 지나친 화기는 큰 병을 일으킬 위험이 있으니 수기와 금기를 키워서 잘 다스려 주어야 한다. 원심법을 활용하여 화기를 막히지 않게 잘 돌려주어야 할 것이다.

⑤ 수(水)기가 커질 때

수기가 커지면 몸 속에 냉기가 쌓인다. 수기의 기울기는 양기의 상승을 가로막아 기순환을 방해하므로 항상 무기력에 시달린다. 뱃속이 냉하면 우선 소화기관에 이상이 생긴다. 위장과 비장에 따뜻한 열기가 항상 공급이 되지 않으면 소화력이 떨어져서 속이 더부룩해지고 답답해져 가스가 생기고 음식물이 잘 내려가지 않으니 복부 팽만감을 느낀다. 또 대장에 습기가 많아서 설사를 자주 하고 대장기능이 무력하여 대장질환에 잘 걸린다.

수기의 기울기가 커지면 심장의 기능이 저하되어 심약해지므로 가장 먼저 생각이 지나치게 많아져서 불면 등에 시달리게 되고 초조감, 근심 걱정을 멈추지를 못하니 항상 무기력에 시달리게 된다. 수기가 지나치게 커지면 담낭의 온도가 떨어지고, 담약해져서 화기의 전달이 잘 되지 않는다.

담약하고 심약하면 소심함의 극치를 달리게 되고 그래서 대인 공포증이 생기고 사람 많은 곳에 가기가 싫어지고 우울증과 조울증, 강박증에 시달리게 된다.

수기가 화기를 억압하면 강한 공포감이 생기고 그 강한 공포는 급급한 쾌락을 찾으니 너무 빨리 화기를 수기의 포위로부터 탈출시키면 내부가 공각이 되어 허무감에 빠져드니 우울증에 시달리게 되는 것이다.

그래서 수기의 기울기가 지나치면 감정의 기복이 심해지고 억압을 받는 화기는 항상 튀어나오고자 하니 허겁지겁 즐거움을 구하게 된다. 또 금방 화기가 달아나 화기가 불급되니 가슴이 싸늘하게 식어 열정이 사라지고 다시금 우울해져서 감정이 밑바닥으로 가라앉는다.

이와 같은 상황이 반복적으로 연출되면서 점점 나쁜 쪽으로 달려가니 수기의 기울기를 견제해야 한다. 수기가 극성을 향해 가는 것을 견제하려면 성질이 따뜻한 식품을 섭취하고 아랫배를 쑥찜질로 덥히고 원심력과 중심력을 키워서 단전에 따뜻한 화기를 치성해 주어야 한다. 수기의 기울기가 심화되어 생기는 이러한 질병들은 아랫배를 따뜻하게 다스려주면 거짓말처럼 증상을 개선할 수 있다.

원심력의 파워와
치유의 기적

우리 몸의 팔다리 구조는 각각 3마디 구조로 되어있다. 팔을 보면 손목, 팔꿈치, 어깨 관절 이렇게 3마디요, 손가락 마디도 3마디로 되어있다. 다리를 보면 대퇴관절, 무릎관절, 발목관절 이렇게 3마디요, 발가락 역시 3마디로 되어있다.

우리 몸이 3마디 구조로 되어있는 것은 정기신 삼원이 있기 때문이며, 기운이 셋이니 세 가지 기운이 하나로 뭉쳐 삼위일체를 이루려면 원운동이 필요하다. 그래서 직선운동을 원운동으로 바뀌게 하려면 몸의 관절 구조가 3마디로 되어 있어야 하는 것이다.

그래서 생명운동은 원운동이다. 원운동이 아니면 기울기를 바로잡을 방법이 없어 생명활동을 지속적으로 유지할 수가 없다. 그리고 원운동의 원심력이야말로 상상을 초월하는 파워를 가지고 있다. 예를 들어 공중을 비행하는 항공 여객기의 경우 그 무게가 얼마나 될까?

사람을 700명 정도 태우고 또 화물을 싣고 항공기 자체 무게를 더하고 그렇게 했을 경우에 총 중량이 100톤을 넘어선다. 100톤이 넘는 쇳덩어리가 허공을 날아다닐 수 있는 것은 그 어떠한 방법으로도 불가능한데 그것을 현실에서 가능하게 만드는 것은 원심력의 에너지 파워 때문이다.

그밖에 항공모함, 잠수함, 기차 등을 움직이게 할 수 있는 것도 원심력의 추진력 때문이다. 그러니 이 원심력의 파워야말로 엄청난 위력이 있다는 것을 현실에서 증명하였다. 따라서 이 원심력의 파워를 인체의 리듬과 균형을 조절하는 데 활용할 수 있다. 특히 기운이 막혀 있고 에너지 편차가 심한 경우에는 원심력의 힘이 절대적으로 작용을 한다.

원심력을 활용하는 방법은 복잡하고 까다로운 것이 아니다. 그냥 원만 돌려주면 되는 것이다. 기를 이용하여 몸과 팔을 돌려서 원심력을 밖으로 끌어내기만 하면 되는 것이다. 또 인간의 질병 치유에 원심력을 보다 효과적으로 활용할 수 있는 것은 인체가 서로 대칭되어 있다는 점이다. 손과 발이 둘이요, 팔과 다리가 둘이요, 젖가슴이 둘이요, 눈과 귀와 콧구멍이 둘이다. 이렇게 좌우가 대칭되어 쌍으로 이루어져 있다.

우리 몸 속에 흐르고 있는 기의 경락도 하나만 있는 것이 아니라 양쪽에 쌍으로 흐르고 있다. 예를 들어 엄지손가락으로 흐르는 수태음 폐경은 오른손에만 흐르고 있는 것이 아니라 왼손에도 흐르고 있으니 쌍으로 흐르고 있다는 것이다.

이와 같이 좌우가 대칭되어 쌍으로 연결되어 있을 때는 어느 한

쪽을 자극하면 반대쪽에 강한 자극반응이 나타난다는 것이다. 이러한 원리를 이용하여 어느 한쪽에 기를 움직여 원심력을 일으키면 반대쪽에도 관성의 힘이 작용하여 원심력이 배로 증폭되어 나타난다.

이것은 이론에 불과한 논리가 아니다. 이론에는 아무런 하자가 없고 실제적으로는 더욱 놀라운 효과를 입증하였다. 중풍의 경우 어느 한 쪽의 팔다리가 마비되어 5년에서 7년 이상이 경과된 경우는 이미 굳을 대로 굳어서 신경이 죽어버린다. 그런데 다시금 마비가 풀려서 움직일 수가 있다는 것은 기적이 일어나면 모를까 현대의학으로는 이미 불가능한 상황이라 할 수 있다.

그런데 이런 경우 움직임이 가능한 팔, 다리에 기를 넣어서 원심력을 일으키고, 지속적으로 원심력을 증폭시키면 어떠한 결과가 나타날까? 마비된 반대편 팔다리에 원심력과 관성의 힘이 작용할까? 작용하지 않을까? 그냥 이론에 불과한 공허한 메아리로 그치고 마는 것일까?

필자는 10여 년 동안 이 연구에 매달렸고 그 결과는 매우 놀라운 것이었다. 중풍으로 인하여 7~8년 동안 마비되어 신경이 죽어 있는 팔다리에 원심력과 관성의 힘이 작용하여 기적과도 같이 마비가 풀어지는 상황을 목격하게 되었다. 활동할 수 있는 팔다리에 기를 넣어 지속적으로 원심력을 증폭시키면 반대편의 마비된 곳에 엄청난 압력과 관성의 힘이 작용하여 환자는 호흡이 거칠어지고 땀을 비오듯 흘리면서 마비된 곳이 뚫리기 시작하면서 마비가 풀어지게 된다.

누가 생각해도 불가능한 것을 가능하게 만드는 것은 원심력의 파워와 관성의 힘 때문이다. 중풍뿐만이 아니라 다쳐서 팔다리를 움직일 수가 없을 때도 역시 같은 방법을 쓰면 된다. 움직일 수 있는 팔다리를 활용하여 원심력과 관성을 일으키면 마비되고 병이 난 곳을 치유할 수가 있다.

그밖에 온도 편차가 생겨서 일어난 질병, 화병, 두통, 복통, 견비통, 항강통, 요통 등은 원심력과 관성의 힘을 이용하면 가볍게 치유할 수 있다. 가령 목 디스크나 견비통, 척추 디스크의 경우에는 근육에 자꾸 힘이 들어가서 근육이 켕기고 경직되어 치유가 잘 되지 않는다. 그러나 기를 통하여 원심력과 관성을 일으키면 스스로 근육을 이완시키므로 기적과 같은 치유 효과가 있다. 7~8년 마비된 중풍 정도에 비하면 목이나 척추 디스크는 조족지혈에 해당된다.

관성을 이용한 원심법의 힘

관성을 이용하는 원심법에서는 한 쪽 팔다리만 이용하는 것이 아니라 양손, 양다리, 몸통 등을 다 활용할 수 있다. 한 쪽 팔다리를 활용하는 방법은 전자에 이미 설명했듯이 기를 어느 한 쪽 팔다리에 넣어서 흔들고 돌리고 원을 그려서 반대쪽에 원심력과 관성을 전달하는 방법이다.

양쪽 팔다리를 활용할 경우 양쪽 팔다리에 기를 넣어서 흔들고 돌리고 다양한 원을 그리면서 원심력을 키운다. 이러한 상태에서 무의식적인 동작을 관성의 힘과 탄력으로 유도하고 끌어낸다. 이때 관성의 힘이 작용하여 무의식적인 자발공이 일어나 원심력을 키우면 치유 효과는 놀라울 정도로 커진다.

온몸을 활용하는 방법도 이와 비슷하다. 몸을 좌측 또는 우측으로 기울이면 반대로 돌아가려는 관성이 나타난다. 마치 원동기의 시동을 걸기 위해서 코를 눌려주는 것처럼 관성의 탄력을 이용하여 기의 흐름과 떨림을 끌어낼 수 있다. 즉 관성의 탄력을 활용하여 자발공을 일으키고, 이것이 무의식적인 원심력을 일으켜서 온몸에 기의 바이브레이션을 일으키면 상상을 초월하는 기적의 치유효과를 경험할 수 있는 것이다.

원심력을 일으키는 수련법 5가지

간원무

간원무란 원을 살피고 의식하는 기의 동작을 말하는 것이다. 간원무는 서서 동작하는 기의 춤이다. 동작요령은 다음과 같다.

- 간단한 세 종류의 원을 그린다.
- 양손으로 원을 그리는 데 위에서 아래로 그리는 원, 아래에서 위로 그리는 방법, 그리고 반원을 상하로 그리는 방법이 있다.
- 다음은 한 손씩 좌우 교대로 원을 그리는 방법이 있다.
- 세 번째는 양팔을 앞뒤 상하로 교차시켜 원을 그리는 방법이 있다.
- 이 세 가지 방법을 통하여 원심력을 점점 키워나간다.
- 발 동작은 기가 이끄는 대로 자연스럽게 움직인다.
- 발을 제멋대로 움직이면 기의 공력이 흩어진다.

(간원무 수련법 참조)

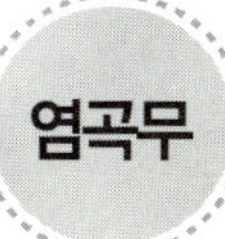

염곡무

염곡무는 손과 팔과 몸을 비틀고 돌려서 기를 증폭시키는 방법이다. 동작 요령은 다음과 같다.

- 시작은 양손을 합장한 상태에서 안으로 비틀어 반복해서 돌리면서 위로 올라간다.
- 다음은 반대로 합장한 상태에서 밖으로 비틀어 돌리면서 위로 올라갔다가 아래로 내려온다.
- 다음은 손목과 팔을 안쪽으로 돌리고 비틀면서 다양한 동작을 만들어 나간다.
- 그리고 반대로 손목과 팔을 바깥쪽으로 비틀고 돌리면서 다양한 동작을 취한다.
- 다음은 양손을 안으로 또는 밖으로 비틀어 돌리면서 손목, 팔꿈치, 어깨 관절, 척추, 고관절, 온몸 전신을 이용하여 비틀어 돌린다.
- 온몸을 자유자재로 꼬고 비틀어 돌리면서 기를 증폭시킨다. 이 동작은 몸 속의 노폐물을 제거하고 비만을 해결하는 데 효과가 있다. (염곡무 수련법 참조)

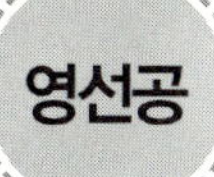

영선공

영선공이란 정신세계, 영적세계, 영혼세계로 들어가는 관문을 여는 정신기공체조이다. 정신세계, 영적세계로 들어가는 기호는 무한대(∞)이다. 이것은 이중나선이며 태극이며 여덟팔자이다.

- 영계인 영적세계로 들어가려는 관문을 열려면 먼저 이중나선과 태극을 바로 그리며 팔을 돌렸다가 반대방향으로 푸는 듯이 돌리는 기체조를 반복하면 된다.

- 영선판도가 그려질 때 그 구조식이 이중나선과 태극이다.
- 따라서 이중나선과 태극을 바로 그리고 뒤집어 그리고 그렇게 계속 그려 나가면 영선판도가 그려지는 과정을 밟게 되는 것이다.
- 양손을 교차시켜 이중나선을 그리고 다시금 반대로 이중나선을 그리고 양 손 양팔을 교차시키지 않고 이중 나선을 정면으로, 측면으로 위로 그린다.
- 이때 넷째손가락과 엄지손가락은 양손 다 서로 붙인다. 그것은 넷째손가락 삼초 경락이 정신세계의 공간 영역이기 때문이다. (영선공 수련법 참조)

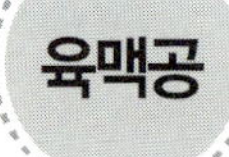

육맥공

육맥공이란 삼양 삼음의 경락에 보다 효과적으로 기를 돌리는 것을 말한다. 여기에서 말하는 삼양 삼음이란 소양, 태양, 양명, 소음, 태음, 궐음을 말하는 것이다. 삼양 삼음이 12경락이 되는 것은 여기에 수족을 배속하기 때문이다. 예를 들어 수소양삼초경, 족소양담경, 수소음심경, 족소음신경 이렇게 수족이 둘씩 배속되기에 삼양 삼음이 12경락이 되는 것이다. 육맥공의 동작은 단순하고 간결하지만 기를 모으고 원심력을 확장시키는 데는 가장 중요한 기본공이다. 동작의 요령은 다음과 같다.

- 머리 위로 밖을 향하여 원을 두 번 그린다.
- 다음은 밑에서 위로 원을 두 번 그린다.
- 그리고 오른손을 머리 뒤로 원을 그리고, 왼손을 그렇게 하고 각각 두 번씩 행한다.
- 다음은 양손을 머리 위로 올려서 담경을 쓸어내리고 다시 밑에서 위로 올라가며 두 번 반복한다.

- 그리고 양손바닥을 마주보게 하여 옆구리 쪽으로 좌우를 번갈아 비틀어 당긴다. 왼쪽일 때는 왼손이 위로, 오른쪽일 때는 오른손이 위로 비틀어 올린다. 그렇게 두 번 반복한다.

- 다음은 손을 앞으로 가져와 상하로 공을 여섯 번 만들고 그런 다음 좌우로 손바닥을 마주하여 가까이 붙였다 멀리했다 하면서 공을 만든다. 여섯 번을 행한다.

- 또 전후로 엇갈리게 교차시켜 여섯 번을 행하여 밀고 당기면서 공을 만든다.

- 그렇게 공이 만들어지면 양손이 찌릿하고 화끈거리고 뻑뻑하면서 기의 압력과 공력이 생긴다.

- 그렇게 형성된 기 에너지를 자신의 가장 아프고 불편한 곳에 방사하고 쏘아보낸다. 정신을 모아서, 기를 쏘아보내면 몸 속으로 들어가는 느낌을 직접적으로 확인할 수 있다.

(육맥공 수련법 참조)

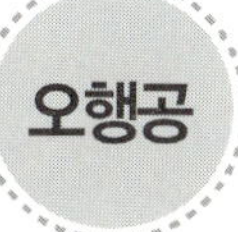

오행공은 오행의 기울기를 조절하여 질병을 치유하고 심신을 단련하는 원심법이다. 오행공은 기본공, 초급공, 중급공, 고급공이 있다. 여기에서는 기본공을 소개하기로 한다.

기본공 ①

- 깍지를 낀 상태에서 집게손가락만 세운다.

- 항문을 조여서 대장과 연결시킨다.

- 대장의 기운을 집게손가락으로 연결시킨 뒤 손을 머리 위까지 끌어올린다.

- 다음은 깍지를 끼고 엄지손가락을 세운 뒤 항문을 조여서 그 기운을 폐로 끌어올린다.
- 폐와 연결시킨 뒤 그 기운을 엄지손가락으로 끌어올려 손을 머리 위까지 들어올린다.
- 다음은 새끼손가락을 세우고 나머지는 안으로 굽힌다.
- 몸을 좌측으로 틀면서 좌측 항문을 조여서 신장으로 연결하고 신장의 기운을 새끼손가락으로 연결한 뒤 옆구리 쪽으로 들어올린다.
- 우측도 같은 방법으로 들어올린다.
- 그리고 가운데 손가락을 세우고 나머지는 굽힌다.
- 항문을 우측으로 조이고 간으로 연결한 뒤 간의 기운을 끌어올려 가운데 손가락으로 연결하고 손을 머리 위로 끌어올린다.
- 다음은 둘째, 넷째손가락을 세우고 나머지는 굽힌다.
- 그리고 좌측 항문을 조여서 심장으로 연결한다.
- 심장으로 연결된 기운을 가운데 손가락으로 끌어올린다.
- 몸을 약간 좌측으로 비틀어 손을 옆구리 쪽으로 끌어당긴다. 마지막 동작으로 엄지와 집게손가락을 굽혀서 원을 두 개 만든다.
- 나머지 손가락은 세운다.
- 가운데 항문을 조여서 비장으로 연결하고 연결된 기운을 원을 그린 손가락으로 끌어올려 손을 머리 위로 들어올린다.

기본공 ②

- 집게손가락을 세워서 옆으로 두 번 내려보낸다.
- 다시 팔을 옆으로 약간 벌려서 위로 들어올린다(2번).

- 다음은 집게 손가락에 힘을 실어 원을 위로 둥글게 두 번 그린다.
- 그리고 좌측 손으로 원을 그리고 반대로 우측 손으로 원을 그린다.
- 다음은 양손을 앞으로 쭉 내민 뒤 옆으로 선을 긋듯이 팔을 벌린다.
- 집게손가락에 자극을 유도한다.
- 다음은 좌측으로 옆구리를 틀어 양손을 좌측 위로 보낸다.
- 반대로 우측도 그렇게 한다.
- 그리고 마지막으로 옆얼굴에서 시작하여 위 경락을 쓸어내린다.
- 두 번 반복한다. (오행공 수련법 참조)

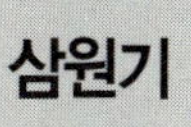

삼원기

삼원기는 복부에 원을 3개 그리는 것을 말한다. 기로써 원을 돌리는 데 허리띠 부위를 돌리는 대맥이 있고, 좌측 옆구리에서 우측 옆구리로 돌리는 측원이 있으며, 복강의 등과 복부를 돌리는 정원이 있다.

평원은 대맥을 돌리는 것이다. 대맥을 돌릴 때는 기감이 적으면 척추와 허리를 돌려서 비틀면서 행하면 효과가 있다. 측원은 좌우 옆구리를 흔들고 비틀어서 행하면 기감을 크게 느낀다. 정원은 척추를 흔들고 몸을 전후로 흔들면 효과가 있다. 남자는 36번, 여자는 24번 원을 그린다. 삼원기는 원심법의 원심력을 키우는 가장 중요한 공법이다.

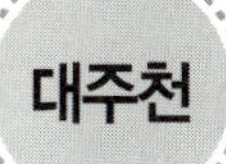

대주천

대주천은 인체의 12경락으로 기를 도인하는 방법을 말한다. 도인하는 방법은 손으로써 기를 유도하고 정신력의 의념으로써 기를 따라다닌다. 대주천을 행하는 방법은 다음과 같다.

- 수태음 폐경에서 시작하여 족궐음 간경에서 경락이 끝이 나는데 대주천 하는 요령은 경락과 경락을 연결하는 방법이 오른손과 왼손을 번갈아 사용하면서 의념과 손동작을 통해 경락을 따라다닌다.

- 오른손으로 왼손 엄지손가락으로 통하는 수태음 폐경을 따라가서 끝나는 지점에서 왼손으로 오른손 집게손가락 수양명 대장경락을 따라 얼굴 쪽으로 가져온다.

- 이어서 양손으로 족양명위경이 있는 옆얼굴을 쓸어서 위경락을 따라가 발가락까지 내려가서 족태음비경을 쓸어서 위로 올라와 혀 밑을 통과한 뒤 새끼손가락의 수소음심경을 따라간다.

- 이어서 왼손으로 오른쪽 새끼손가락 바깥부분 수태양 소장경락을 따라간다.

- 다음은 양손을 머리 뒤로 쓸어서 족태양 방광경락으로 발까지 내려와서 발바닥 용천혈을 양손으로 쓰다듬어 족소음 신경을 따라 손과 의념을 위로 끌어올린다.

- 그리고 오른손으로 가운데 손가락 수궐음 심포 경락을 따라가서 왼손으로 바꾸어 넷째손가락 수소양 삼초경락을 따라 얼굴 쪽으로 끌어온다.

- 그리고 양손으로 담낭경락을 쓸어내리고 발끝까지 내려가서 간 경락을 양손으로 가슴까지 끌어올렸다가 단전에서 마무리한다.

이렇게 하는 동작이 대주천을 한 번 행하는 것이다. 삼원기, 대주천, 소주천은 원심법의 원심력을 증폭시키는 가장 기본적이면서 탁월한 공법에 해당한다.

chapter 13

생명력을 키우는 중심법

중심법이란
무엇인가?

원심법이 무방원심법이라면 중심법은 중심통일법이다. 원심력이 없을 때는 모가 나고 각이 지고 기울어지듯이 중심력과 구심력이 없으면 모여 있던 기운들이 흩어져 제각각 중구난방, 우후죽순, 각자의 목소리를 내면서 서로 다투고 기울어진다. 원심법이 원심력과 회전력을 이용하여 기울기를 바로잡듯이 중심법은 중심 집중력을 이용하여 흩어져 있는 기운과 기울어져 있는 기운을 바로 세운다.

원심법이 기를 이용하여 경락을 돌리면서 원심력을 키우는 것이라면 중심법은 움직이는 동적인 것이 아니라 이와는 반대로 중심자리를 정하여 정신 집중을 통해서 정신 응집력을 쌓아서 중심력을 키우는 것이다. 한마디로 원심력을 키우는 것이 원심법이고 중심력을 키우는 것이 중심법이다.

일상생활 속에서 중심법이 꼭 필요한 까닭은 삶의 모든 행위들이 중심력을 파괴하기 시작하고, 결국은 중심을 완전히 파괴해서 육신을 무너뜨리기 때문이다. 인간에겐 눈·코·입·귀와 팔다리와 몸통이 달려있다. 그런데 이것을 사용하면 할수록 중심력을 약화시킨다. 그럼, 눈·코·입·귀와 팔다리를 사용하지 않을 때는 어떠한가?

그냥 고요히 휴식을 취하면 되는데 잠시도 그대로 있지 않고 생각과 상념을 일으켜 중심에너지를 갉아먹는다. 따라서 몸과 마음의 건강을 지키기 위해서는 중심법의 수련이 필요하다. 중심력은 생명을 지키는 문지기요, 수호천사이다. 중심력이 강화될수록 수분을 빨아들인 화초처럼 생기가 살아나서 힘이 넘치는 체력과 즐거움의 에너지가 가슴속에 가득 채워지게 된다.

그런데 늘 정신 집중을 못하고 중심 에너지를 까먹기만 하는 사람은 몸도 마음도 무너지고 병들게 된다. 육신은 피곤과 통증에 시달리고 마음은 안정을 잃어 늘 괴롭고 불편하다. 중심력은 생명의 핵이기에 중심이 약화되면 모든 기능은 정상 궤도를 이탈하여 비틀거리기 시작한다. 중심이 없으니 마음이 산란하여 저절로 비틀거리게 되며, 온전한 행동을 하지 못하고 저급한 욕망에 사로잡혀 헐떡거리게 된다. 그처럼 육신의 중심이 무너져도 면역력과 리듬이 파괴되고 오행의 기울기가 심화되어 온갖 질병이 찾아온다.

> 따라서 중심력의 강약에 따라 행·불행이 결정된다. 중심력의 파워는 상상을 초월하는 위치에 있다. 모든 에너지는 중심 에너지에서 흘러나온 가지에 불과할 뿐이다.

중심력이 약하면 질병과 사고가 생긴다

중심력이 약하면 중화작용, 완충작용, 제동 작용의 기능이 무력해져서 질병과 사건 사고가 잘 발생한다. 그럼, 중심력이 약한 사람은 어떤 사람일까? 육체적으로 중심이 깨어진 사람은 아랫배가 얼음장처럼 차가워진 사람을 말한다. 아랫배가 차갑고 냉기가 많으면 중심력이 약해진 사람이니 이러한 사람에겐 온갖 질병이 다 찾아온다.

가장 먼저 생기는 질병이 손발이 차가워지고 허리가 아프며 가슴이 답답하고 마음이 불안해지는 증상이 나타난다. 그리고 여성인 경우는 생리통, 생리불순, 냉, 자궁질환이 나타난다.

하복의 냉기는 모든 질병을 일으키는 원인이지만 그 중에 냉기가 커질수록 심장마비와 중풍이 잘 찾아온다. 가령 아랫배가 점점 차가워지고 손발이 싸늘해지면서 밥을 먹거나 조금만 움직여도 얼굴에서 식은땀이 줄줄 흐르고 가슴이 답답하고 불면이 있고 오한

발열이 생기면 이러한 사람은 심장마비가 올 염려가 있고 심장마비가 아니더라도 심각한 질병이 발생하기 전 단계임이 분명하다.

아랫배가 점점 더 차가워지고 손발, 허리, 목 뒤가 화끈거리고 뻐근하며 눈에 열이 오르고 가슴이 답답해지며 하품과 흐느낌이 동반되면 곧 중풍이 발생한다는 예시이다. 아랫배가 시리고 무릎이 시리며 바람이 싫고 추위를 많이 타는 것은 중심의 기운이 약화된 것이고 이것은 수명을 단축시키는 결과를 낳으니 아랫배를 덥히는 것을 가장 먼저 행해야 한다.

다음은 아랫배가 무력하고 아랫배가 텅 빈 것 같고 아랫배의 근육이 약하고 하복부가 빈약한 경우인데, 이러한 사람도 중심력이 약한 사람이다. 하복부가 무력하면 소화기 질병이 많이 생기고 심장질환으로 인한 돌연사도 생길 수 있다. 그리고 하복부의 무력은 이기심을 키우게 만들고 점점 자기밖에 모르는 사람으로 변하며 욕심과 자기 집착이 점점 강해진다.

아랫배의 근육이 경직되고 견고해진 사람도 중심력이 무력해진 사람이다. 하복부의 경직은 혈관질환과 연관성이 많다. 팔다리의 저림증이 많고 혈액순환 장애가 생기고 심장병과 피부병과 진액 고갈증과 폐질환이 잘 생긴다. 하복부의 냉기와 무력함과 경직성은 질병뿐만이 아니라 중심력이 약해짐으로써 중화작용이 무력하여 충돌과 사고가 잘 발생한다.

또 육체적으로는 하복부에 어떠한 징후가 없다고 하더라도 심리적으로, 정신적으로 중심이 무너져 중심력이 약하고 무력한 사람들이 많이 있다. 이러한 경우도 중심력이 손상된 것은 육체적인 증상이 있는 경우와 동일하다.

　정신적 중심이 무너진 사람은 자기 자신을 운전해 가는데 많은 실수를 저지르고 비틀거리며 살아간다. 중심력이 무너졌기 때문에 감정의 기울기가 일어나서 자신의 의지가 감정 앞에 무너져서 이성적으로 행동하기보다는 감정의 지배를 더 많이 받는다. 그렇게 되니 자연히 욕망과 충동이 앞서고 말초적이고 자극적인 것에 매달리게 된다. 그러한 생활이 쌓이고 시간이 흐를수록 회복할 수 없는 호구 속으로 빠져들게 된다.

중심 통일이
생명의 핵이다

수화통일이면 생명의 핵인 씨눈이 형성된다. 우선 식물을 예로 들어보자. 나무가 꽃을 피우고 열매를 달았다고 해서 그 열매 속에 생명의 씨눈이 형성되는 것은 아니다. 조그마한 열매 하나라도 생명의 핵인 씨눈을 만들려면 자신의 과육인 음기를 가지고 부지런히 태양의 양기를 빨아들여야 한다. 그 양기를 얼마나 빨아들여야 생명핵을 만드느냐 하면 봄, 여름, 가을을 지나 자신의 과육이 할머니 뱃가죽처럼 우글쭈글해지도록 양기를 빨아들이고 자신이 가지고 있는 음기와 배합하여 수화통일을 이루어야 생명핵인 씨눈이 생기는 것이다.

이것이 어떤 까닭이냐 하면 음양이 서로 한 번 교합했다고 해서 생명핵이 생기지 않는 것은 물불이 서로 성질이 달라서 서로 교합해도 완전한 통일을 이룰 수 없다는 것이다. 그래서 수화통일을 이루려면 끊임없는 단련을 받아 응집력을 키워 서로를 응집시켜 융합해야 하는 것이다.

따라서 조그마한 씨앗도 봄부터 가을까지 자기 단련이 필요한 것이다. 씨가 씨 노릇을 잘하려면 생명력이 왕성해야 함은 말할 것도 없다. 그래서 겨울을 넘기지 않은 씨앗은 햇씨이고 햇씨는 생명력과 발아력이 떨어진다. 그러니 겨울을 넘겨야 생명력이 커진다.

겨울을 넘긴다는 것은 어떤 뜻을 담고 있을까? 자신의 육질이 가진 냉기로 양기를 계속 흡인하여 수화통일을 이루어 생명력을 키운다는 얘기이다. 예를 들어 일 년 된 무씨를 심으면 무가 잘 뿌리내려 제대로 무를 수확할 수 있다.

그런데 3년 된 무씨를 심으면 무를 생산할 수 없다. 그 까닭은 너무 생명력이 왕성하여 무 뿌리를 내리지 않고 그대로 추대가 일어나 무 장다리가 생기고 무 장다리는 그대로 무 열매로 변해버린다. 생명력이 왕성한 씨앗은 그대로 씨앗을 생산해낸다.

이러한 원리를 이용하면 계절에 관계없이 꽃을 피울 수 있고 꽃구경을 할 수 있다. 꽃씨와 뿌리를 냉장고에 넣었다가 필요할 시기에 백일을 채웠다가 파종하면 꽃을 볼 수 있다. 가령 백합꽃은 늦여름에 피는 꽃이지만 냉장고에 넣어두었다가 가을에 파종하면 겨울이 지난 줄 속아서 크리스마스 때 백합꽃을 구경할 수 있게 되는 것이다.

이처럼 자연 속에서는 이름 없는 작은 풀씨도 수기로서 화기를 빨아들여 수화통일의 공력을 쌓아 생명핵을 이룬다. 조그마한 씨앗들마저 그렇게 중심통일을 이루려 하는 데 인간은 중심력을 약화시켜 거꾸로 죽음을 향해 달려가고 있다.

영원한 생명, 근원적 생명핵은 물불의 기운이 서로 합하여 수화 통일을 이룰 때 생기는 것이다. 물과 불이 완전한 통일을 이루면 그것이 화괴수정이다. 현상적으로 보는 화괴수정은 차돌이요, 유리요, 수정이다. 차돌은 부싯돌이다. 차돌이 부싯돌이 되는 것은 화괴수정의 기운을 받았기 때문이다.

이 석영 섞인 차돌에 의해 금과 유황과 수정이 형성되는 것이다. 수화통일되어 화괴수정이 이루어지면 그것이 황정이요, 감로정이요, 생명수이다. 생명핵인 황정은 중심력에 의해서 보존된다. 수화통일된 완전한 중심핵 속에 한 생명, 한 본성이 있으니 그것이 황정의 모습으로 현상세계에 표현된다.

따라서 중심법과 중심력만이 황정이 존재하는 곳으로 접근할 수 있다. 그러니 수화의 단련에 의하여 황정을 만날 수 있다. 물과 불을 단련할 수 있는 재료는 냉기를 많이 받아 생긴 옥돌의 외피인 활석, 음기를 많이 받아 생긴 전복 껍질의 석결명, 수기의 정화로 이루어진 소금, 화기의 정화인 유황, 화기의 신기가 들어있는 황금, 황금이 들어 있는 백토 속의 곱색 등이다. 이러한 재료들 속에는 황정이 없지만 이들을 통해 수화를 단련하면 황정을 얻을 수 있다.

중심력의 놀라운 파워

중심에너지의 파워는 중심력이 얼마나 강화되었느냐에 따라 차이가 벌어진다. 중심력은 중심핵이 형성됨으로써 그 진가가 발휘된다. 이미 중심력에 의한 수화 단련으로 생명핵인 황정이 이루어진다고 언급한 바 있다.

자연계나 지하의 땅 속에서 수화단련으로 중심통일이 일어나면 그때 형성되는 것이 황정이다. 그러니 당연히 만물의 영장인 인간도 수화를 단련하여 중심력을 키우고 중심핵을 만들어 황정을 이룰 수 있다. 그런데 인간은 가장 위대한 존재이기에 천지 만물과 모든 생명체의 중심에 서 있고 따라서 중심핵도 3개나 이룰 수 있다. 그것은 천지인 삼원이 있는 연고이고 자아, 진아, 신아가 있는 까닭이다. 참 생명을 얻어 생사를 여의려면 삼원을 통일해야 하고 삼위일체를 이루어야 한다.

인간의 몸에는 3개의 단전이 있으니 하복부의 하단전, 가슴의 중단전, 이마의 상단전이 있다. 하단전에 중심핵을 만들면 하단전이 열려 얻을 수 있는 것이 황단이다. 중단전에 중심핵을 만들면 중단전이 열려 화괴수정을 얻는다. 상단전에 중심핵을 만들면 상단전이 열려 금화를 얻는다.

중심법에서 중심력을 키우는 그 중심은 정신적인 마음의 중심과 육체의 중심이 있는데 육체적 중심은 아랫배의 하단전, 즉 관원혈이다. 관원혈인 하단전에 중심을 세우는 방법은 정신력의 집중과 정신의 응념과 정신의 응집을 통하여 중심력을 일으키고 중심핵을 형성하여 중심점을 이룬다. 새삼 언급하지 않아도 중심력의 파워가 상상을 초월하는 것은 중심핵 속에 생명의 불씨가 들어있기 때문이다.

하단전에 중심력을 키운다는 것은 하단전에 기에너지와 열에너지를 모아서 따뜻한 에너지 공을 만들어야 중심핵이 생기고 그것이 황정의 기운을 지닌 황단이다. 그렇게 중심핵을 형성하면 인체는 커다란 변화를 겪게 된다. 가장 먼저 근육과 신경과 골수에 변화가 오고 이어서 뇌신경에 변화가 생겨 뇌세포가 활성화되고 증식되니 의식 세계의 폭이 크게 확장된다. 중심핵은 그 자체가 생명력이기 때문에 신장질환, 심장, 간, 폐의 심각한 질환을 놀라울 정도로 빠르게 회복시킨다.

아랫배에 단단하게 중심이 생기면 많은 것이 달라지고 좋아진다. 오래도록 고생하던 고질병을 치유함은 물론 뇌 기능이 좋아지고 정신이 상쾌하고 마음이 즐거워 하는 일마다 잘 풀리고 힘겨운 일들이 사라진다. 또 중단전을 연다는 것은 가슴에 열에너지와 기에너지를 모으는 것이 아니라 마음의 중심을 세워서 심장을 연다는 것이다. 마음의 중심을 세운다는 것은 정신이 엉뚱한 곳에 팔려 있고, 마음이 욕망을 향하여 쏠려 있지 않다는 얘기이다. 마음이 어디로 달려가지 않고 마음이 텅 비워져 무심이 되고 무념, 무아를 이루면 마음의 중심이 생겼다는 소리이다.

이렇게 마음의 중심력이 생기면 중단전인 심장이 열려 가슴에서 시원한 박하바람이 나와서 온몸을 돌아다닌다. 마음이 그대로 고요한 자리를 지키고 있으면 또 다시 심장에서 따뜻한 바람이 불어나와 온몸을 돌아다닌다. 박하 바람과 따뜻한 바람이 몇 달간 몸속을 돌아다니다가 하단전에 자리잡아 태극을 그리며 돌다가 수화통일을 이루니 이것이 화괴수정이다. 이 화괴수정이 이루어지면 참 생명을 보게 된다. 정신이 아무리 명멸해도 마음이 무너지는 바 없음을 보게 되고 생사를 아무리 거듭해도 생명이 사라지지 않음을 보게 된다. 본래 난 바 없는 참 생명을 얻으니 무생 법인이요, 본래 그 자리에 생멸 없고 증감 없는 한 마음을 만나니 무념법인이다.

화괴수정의 중심핵은 참 생명과 한마음을 보중하고 있으니 온몸이 깃털처럼 가벼워 허공을 날아다닐 것만 같고 머릿속에 거울을 달아놓은 것 같고 박하기름을 부어 놓은 것처럼 청량감을 맛보게 된다.

또 상단전을 연다는 것은 머리에 중심이 세워지거나 열에너지가 머리에 쌓이는 것이 아니라 하단전에 생긴 화괴수정이 광채를 발하기 시작하여 온몸을 찬란하게 비추고 하늘에서 꽃비가 내리고 금가루가 쏟아져 대광명이 이루어지는 것을 말한다.

중심력을 키우는 손쉬운 요령 4가지

중심력을 키우는 방법은 몇 가지가 있는데 첫 번째가 쑥뜸이요, 두 번째가 하복부를 덥혀주는 자연식품을 섭취하는 것이요, 세 번째가 하복부에 정신응집을 하는 것이요, 네 번째가 마음의 중심을 세우는 것이다.

쑥뜸법

간단하고 편리한 방법은 약국용 찜질팩을 사용한다. 약국용 찜질팩은 흔들어서 열이 나게 하여 하복부에 붙이는 방법이다. 이렇게만 하여도 중심이 무너져서 생기는 질병을 치유하고 마음을 편안하게 안정시킨다.

또 다른 방법으로는 강화약쑥을 정제하여 쑥 자루를 만들어서 전기 찜질팩에 부착시켜 하복부를 덥혀주어도 효과가 있다. 쑥 자루를 만들 때에는 찜질기보다 조금 작게 만들어야 하고 쑥의 두께가

0.5~1.0cm 정도로 얇게 만들어야 열기가 잘 전달될 수 있다. 또 직접구나 간접구를 뜰 수 있다. 직접구는 관원혈에 대추알 정도의 쑥뜸을 계속 뜨는데 하복부가 따뜻해질 정도까지 계속한다.

하루에 15장씩 뜨는 것이 좋다. 그것이 너무 고통스러울 때에는 간접구인 링뜸을 뜬다. 링뜸은 배꼽과 관원혈 두 군데를 뜬다. 횟수는 여러 번 뜰수록 좋다. 쑥뜸을 떠서 단전혈을 덥히는 것은 중심력을 세우는 것이니 어떤 질병이라도 효과가 있다.

자연요법

자연요법은 천연물, 자연식품을 이용해서 아랫배를 덥히는 방법이다. **생강, 마늘, 약쑥, 계피, 반하**가 아랫배를 덥혀준다. 생강 3kg, 마늘 1접, 약쑥 반 근, 계피 반 근, 반하 200g을 함께 넣어 달여서 한 달간 복용한다. 열이 많은 혈열인이 상열하한 해서 냉기가 하복부에 있는 경우에는 구절초 1근, 인진쑥 반 근, 황련 200g을 함께 달여서 20~25일 정도 복용한다.

또 열이 있고 혈액순환이 잘 안 되어 하복통, 하복 냉감이 있으면 익모초 300g, 구절초 1근, 인진쑥 300g, 육계 120g을 함께 달여서 한 달간 복용한다.

정신 집중법

정신력을 하단전에 집중시키는 방법이다. 정신은 물에서 생기는 수정청명과 불에서 생기는 화신광명이 합쳐져 정신에너지가 된다. 따라서 정신은 물과 불의 기운으로 생긴 것이기에 정신단련은 수화의 단련이고 물불을 단련하여 중심력과 중심핵을 만든다.

하단전에 정신력을 응집시키는 방법은 다음과 같이 한다. 수련 시간은 새벽 4시에서 5시 사이가 좋고, 40분 가량 수련한다. 새벽 시간에 할 수 없는 사람은 자신이 원하는 시간에 하면 된다.

편안한 자세로 앉아서 내쉬는 날숨에 정신을 집중하여 정신력을 응집한다. 한 달을 수련하면 따뜻한 기운을 응집할 수 있고 6개월이면 중심핵을 만들어 임독맥, 12경락, 기경활맥을 주천할 수 있게 된다. 중심법과 원심법은 서로 다르니 중심법을 쓸 때에는 의식적으로 기를 돌려서 원심력을 일으키지 않는다. 익지 않은 중심핵을 끄집어내어서 돌리면 공부를 망치기 때문이다.

☯ 마음의 중심을 세우는 법

나무가 고요히 서 있으려 해도 바람이 잘 날이 없다는 속담처럼 마음은 어디엔가 의지처가 없으면 산란하게 움직이려 한다. 욕망과 자극을 좇아서 끊임없이 달려가려고 한다. 마음은 무심하게 고요의 자리를 지키기가 매우 어렵다. 항상 그 무엇에 집착하고 기대고 의지하려고 한다.

현재 마음의 중심이 어디에 있는가를 알고자 한다면 그것은 매우 쉽다. 자신의 마음이 머무는 곳, 자신의 마음이 쏠려 있고 달려가고, 끌려가는 곳, 그것이 현재의 자기 중심자리이다.

그러니 마음의 중심을 세울 때는 그 중심자리가 건전하고 가치 있고, 보람 있는 자리에다가 올곧게 세워야 한다. 자신이 바라보아도 그 자리가 탐욕의 자리, 탐닉의 자리, 유흥장, 오락장, 도박장,

재물을 탐하는 자리, 권세와 명예를 탐하는 자리, 어떤 사물에 집착하는 자리, 이러한 중심은 올바르게 세워진 중심이 아니다.

마음의 중심을 바로세우는 법은 참 생명, 참 마음을 구하는 자리에 마음을 세워야 한다. 참 마음, 참 생명을 간절하게 구하고자 염원과 기원과 굳은 신념과 기도가 세워지는 자리, 이 자리가 바로 진정한 마음의 중심이 세워진 자리이다.

 운명을 바꿔주는 숨은 건강법

chapter 14

마음을 잘 쓰게 만드는 **화심법**

화심법이란 무엇인가?

원심법은 원심력으로 기울기를 바로잡는 법이고, 중심법은 중심력에 의한 중심핵으로서 흩어진 기운을 바로잡는 법이다. 그럼 화심법은 무엇인가?

화심법은 마음의 중심을 세워 마음의 힘인 심인력을 쓰는 방법이다. 심인력을 쓰려면 마음의 힘을 발견해야 한다. 우리는 늘 마음을 쓰고 마음으로써 행동을 하지만 마음의 실체를 잘 모르고 있다. 보고 듣고 말하고 앉고 서고 밥 먹고 잠자고 똥 싸는 이 존재가 마음이다.

중심법이 중심핵인 생명 핵을 활용하여 몸과 마음을 다스리고 조율하는 것이라면 화심법은 마음의 진성을 세워 마음 본래의 위대성과 절대성과 자유성을 활용하는 것이다.

화심법을 쓸 때 현재 마음을 그대로 사용하면 곧 자아의 장벽에 부딪혀 마음의 한계를 느끼게 된다. 자아가 밑바닥에 깔려 있으면 아무리 신념을 세워도 중심이 흔들리는 것을 막을 수가 없어 화심법을 쓸 수가 없다.

화심법을 쓰려면 세 개의 기둥을 세워야 한다. 무아를 체득하여 우주의식을 끌어내어 마음의 절대성과 마음의 대 자유를 얻어 중심을 세운다. 정신 핵융합을 이루어 그 에너지 파워를 활용한다. 또 마음의 대 자유와 정신융합의 에너지, 파워에 대한 절대적 신념을 세운다.

이렇게 3개의 기둥을 세워서 화심법을 쓰는 데 아상과 자아의 불순물이 끼어들지 못하게 잘 방어막을 치면 화심법이 빛을 발할 수 있을 것이다.

소양 경락과
정신세계

소양 경락을 연구하다가 보니까 열에너지와 정신세계는 서로 연결되어 있음을 알 수 있었다. 정신에너지는 물과 불에서 생긴다고 필자가 여러 번 얘기했다. 지금 그것을 좀 더 구체적으로 얘기해 보자.

정신 상태는 열에너지가 약할수록 저하되어 여러 가지 나쁜 증상들이 나타나고 열에너지가 강화될수록 정신력이 좋아지고 정신 상태가 매우 양호함을 볼 수 있다. 따라서 정신에너지도 물질에너지에서 출발함을 의심할 여지가 없다. 지금까지 정신에너지를 화기와 수기에서 발생한다고 광범위하게 얘기했지만 이제 정밀한 각도로 살펴보자.

정신은 매우 복잡한 체계를 가지고 있다. 비물질, 초물질, 물질이 함께 뒤섞여 있는 것이 정신세계이다. 필자의 연구에 의하면 정신은 그냥 에너지 없이 비물질 상태에 놓여있는 것이 아니다. 정신력으로 물체를 움직이거나 물체에 변화를 주는 실험을 여러 번 성공시킨 바 있다. 그것은 무엇을 의미하는가? 정신력 속에 전기나 자기장 같은 물리적 에너지가 존재한다는 사실이다.

정신의 구성세계는 미립자, 초립자, 쿼크, 초끈이 같은 최소 단위와 그것마저 없는 비물질의 공간에 정신이 존재한다. 우리가 보는 허공도 물질이다. 허공이 왜 물질인가? 공기를 재어도 무게가 있고 빛을 재어도 무게가 있기 때문이다. 무게가 있다는 것은 빛도, 공기도 물질이라는 얘기이다. 무게를 잴 수 없는 허공과 다른 공간이 있으니 그곳이 바로 삼초의 공간이며, 정신이 활동하는 공간이다.

그럼 삼초의 공간에 정신이 활동할 수 있으니 정신은 비물질 공간에 들어갈 수 있다는 얘기이고 결국 정신에는 비물질의 그 무엇이 있다는 사실이다. 정리하면 정신은 물질에너지와 초물질에너지, 그리고 물질과 초물질이 될 수 없는 마음, 이렇게 삼박자 삼위일체로 되어 있음을 알 수 있다. 따라서 마음과 정신은 쓰기에 따라 놀라운 결과를 만들어 낼 수도 있다.

죽음이란 무엇인가?

죽음은 육신이 무너져 흩어지는 것인가, 아니면 정신에너지가 흩어져 없어지는 것인가, 기억이 사라지고 생명의 존재 의식이 사라지는 것이 죽음인가? 무엇이 삶과 죽음을 갈라놓는 경계인지 접근해 보기로 하자.

세상에서 가장 준엄하고 확실하게 지켜지는 법칙은 공짜가 없다는 사실이다. 어떤 것이든지 인과의 법칙은 적용된다는 사실이다. 죽음 역시 그러하다. 즉 일하지 않고 놀고 먹으면 곧 궁핍한 환경에 처하게 된다. 저축을 하지 않고 생활하게 되면 금방 자금이 바닥나서 힘들고 괴로운 처지에 놓이게 된다.

이러한 환경은 재물과 물질적인 것에만 국한되어 있는 것은 아니다. 육체적인 일, 정신적인 환경에도 이와 같은 상황이 발생할 수 있다. 우리의 몸 속에는 축적된 재산과 같이 본래부터 있는 원정의 에너지가 있다. 원정, 원기, 정기, 정력이 바로 그것이다.

그런데 이 원정, 원기는 정신력을 지나치게 낭비하면 그것이 닳아 없어진다. 지나치게 낭비한다는 것은 쾌락을 탐닉하고 욕망과 탐욕에 끌려다니고 감정에 지나치게 노출되고 즐거움을 좇아서 너무 헐떡대며 사는 것을 말한다. 쾌락과 즐거움에 너무 급급하고 탐닉하면 원정, 원기의 에너지 고갈이 일어나게 되어 있다.

세상은 공평해서 공짜가 없다고 했다. 그 말의 뜻은 무엇인가? 젊거나 나이가 들어가면서 쾌락과 즐거움을 많이 누렸으면 반드시 그 대가를 지불해야 한다는 얘기이다. 육체적 정력 에너지, 정신적인 에너지를 태워서 즐거움을 만끽하였으면 이제 나이가 들어 죽음을 맞이하는 마당에서 에너지를 다 낭비하여 정신을 모으고 정신을 차려서 육신이 무너져도 흩어지지 않고 남아 있을 만한 정신에너지의 힘이 있는 것인가를 묻고 있는 것이다.

당연히 불가능하다는 답변이 나온다. 쾌락과 즐김을 오래도록 탐닉하였기에 정신에너지가 다 타버리고 고갈이 되어 육신이 무너지는 동시에 밖으로 노출되어서 스스로 안정할 수 있는 힘이 없다.

노출된 정신에너지는 에너지 전자가 밖으로 튀어나가 정과 신이 서로 흩어지니 진짜 죽음을 맞이하게 되는 것이다. 육신이 무너진다고 해서 다 죽는 것은 아니다. 살아서도 죽은 사람이 있으니 그 사람은 정신을 까먹은 사람이요, 죽어도 살아 있는 사람이 있으니 그 사람은 정신을 응축하여 응융을 일으켜 정신 핵융합을 이룬 사람이다. 이러한 사람은 죽어서도 살아있다.

죽어서도 살아있는 정신융합

살아 있을 때 너무 쾌락을 탐닉하고 즐김을 좇아 허겁지겁 살아온 사람은 정신에너지를 너무 많이 낭비하여 이미 죽기 전에도 정신이 오락가락 하여 치매에 걸리고, 죽게 되면 육체가 흩어지게 되니 정신에너지는 스스로 응집될 수 없어 무너지게 된다.

그런데 모든 경우에 다 그렇게 끝나고 귀결지어지는 것은 아니다. 죽어서도 죽지 않고 살아가는 사람이 있다. 그 사람은 정신에너지의 핵융합이 일어난 사람이다.

그렇게 하려면 살아 있을 때 즐김을 자제하고 정신력을 응집하고 응집된 정신력이 서로 엉키게 되도록 집중 수련을 해야 한다. 정신력이 응용을 일으켜 융합되면 몸 밖에서도 전자가 달아나지 않으니 깨지거나 무너지는 일이 없이 살아남을 수 있다.

정신융합의 4가지 원리

☯ 사랑

인간의 최고의 관심사는 재물도, 명예도, 권력도 아닌 사랑이다. 식욕과 수면욕보다 성욕이 앞서는 것은 인간은 늘 사랑에 굶주리고 사랑에 목말라 있기 때문이다. 나이가 적은 소년, 소녀에서부터 늙은이에 이르기까지 인간의 최대 관심사는 이성이고 이성에 대한 사랑의 갈구이다.

그런데 왜 이렇게 이성에 대한 사랑의 감정이 솟구치는 것일까? 만약 종족보존을 위한 수단에서 비롯되는 것이라면 강한 성적 본능만 발동시키면 가능한 것이 아닐까?

이성에 대한 이끌림과 사랑에 대한 갈증은 음양의 원리 때문이다. 생명과 삶의 원리는 음양의 서로 이끌림에서 비롯되는 것이다. 인간은 육체적으로, 정신적으로 내부적 갈등 요인이 있기에 그것을 해결하려고 사랑을 갈구한다. 내부적 갈등 요인이란 원자와 전자가 불안정한 위치에 놓여있어 각각 양전하와 음전하를 띠며 서로 끌어당겨서 안정된 구조를 얻으려고 하는 것이 사랑이다.

그런데 우리 인간의 몸 속에는 많은 전자들이 있어 이것이 활발하게 움직여 전류라고 하는 에너지를 끝없이 흐르게 하니 전자의 안정된 값을 구하기가 매우 어려운 상태이고 이로 인해 끝없이 사랑을 갈구하는 것이다.

사랑과 성욕은 그 성격과 내용을 크게 달리한다. 그러나 많은 사람들이 사랑과 성욕을 혼동하여 많은 혼란을 겪고 많은 부작용과 불행한 사건 사고를 일으킨다. 사랑과 성욕의 혼동과 혼란은 특정한 사람이 겪는 것이 아니라 일반적인 모든 사람들이 겪는다는 데 문제의 심각성이 있다. 따라서 사랑과 성욕에 대하여 분명한 선을 그을 필요가 있다.

사랑이란 전자가 안정된 상태의 값을 얻으려고 하는 것이 사랑이다.

좀 더 구체적으로 얘기하면 전자가 원자에 묶여 움직이지 못하여 부도체가 된 상태의 값을 얻으려고 하는 것이 사랑이다. 전자가 가질 수 있는 에너지가 연속적이면 도체이고, 불연속적이면 부도체가 된다. 도체와 부도체의 사이가 반도체인데 열에너지가 낮아지는 지점, 반도체에서 부도체로 가서 작동을 멈추려고 하는 찰나, 이것이 사랑의 본질이다.

반면 성욕은 사랑이라는 양의 탈을 쓰고 온갖 악행을 일삼는다. 성욕 속에는 종족의 보존과 종족 우성 본능이 작용하여 어떤 이성은 불같이 적극적으로 끌어당기고 또 어떤 이성은 이유 없이 거부하고 밀어낸다. 이것을 사랑이라고 착각하여 많은 사람들이 침을 흘리고 눈을 벌겋게 충혈시키며 달려든다.

이 상태를 쇼펜하우어의 말을 인용하면 여성이라는 족속을 아름답게 보는 것은 남성의 성욕이라는 아지랑이가 낀 몰지각이다. 이렇게 쇼펜하우어는 노골적인 독설을 퍼부었다. 꼭 이처럼은 아니더라도 많은 사람들의 이기심이 작동하여 종족우성의 시녀가 되어 이성을 통하여 사랑을 찾는 것이 아니라 자신의 눈, 코, 입, 귀를 즐기는 것이다. 또 자신의 몸의 자극과 기분을 즐기는 것이다. 상대를 사랑하는 것이 아니고 자신의 이기심과 자신의 감정과 자신의 눈, 코, 입, 귀를 사랑하는 것이다.

자신이 사랑한다고 생각했던 여성이 역겹고 냄새나면 당장 싫어서 고개를 돌린다. 또 자신이 사랑했던 여성이 화상을 입어 눈과 코가 문드러지면 당장 헤어지고 만다. 또 상대 여성의 성대가 파괴되어 벙어리가 되면 당장 헤어질 것을 결심한다.

이와 같이 변하는 심리상태를 돌아보면 결코 상대를 사랑한 것이 아니고 자신의 욕정과 자신의 감정과 자신의 눈, 코, 입, 귀에 맞추었을 뿐이다.

그럼, 진정한 사랑이란 어떤 것인가?

전자에 설명한 바 있지만 좀 더 쉽게 설명하면 **사랑이란 마음을 쉬는 것이다. 마음을 크게 쉬어서 두 번 다시 갈등을 일으키지 않는 편안한 자리를 구하는 것이다. 그래서 사랑이란 목 마르는 갈증이 아니라 갈증을 내려놓고 자기를 버리는 자리이다.** 사랑을 통해서 상대에게 자신을 녹여버리고 자기가 녹아 없어져서 자기를 찾을 수 없는 자리, 무아에 이르러 정신 핵융합이 일어난 상태가 바로 사랑이다. 그래서 사랑이 살아서는 연리지요, 죽어서는 비익조라 하는 것이다.

사랑을 통해 자신이 녹아 없어지고, 사랑을 통해 마음이 녹아 없어지고, 사랑을 통해 일체가 녹아 없어지고, 사랑을 통해 자기가 모두 없어지고, 사랑을 통해 영원에 가 닿으면 그것이 진정한 사랑이다. 그런데 사랑을 통해 목이 마르고, 사랑을 통해 가슴이 벌렁거리고, 사랑을 통해 별이 반짝거리면 그것은 사랑이 아니고 성욕의 몰지각이다.

비움

비움이란 마음을 비우는 것이다. 경치 좋고 시원하고 고요한 산 속에 가면 처음에는 마음이 편안하여 오래 머물다 가고 싶지만 막상 며칠만 지내다 보면 마음에 갈등이 일어나서 온갖 잡생각이 다 떠오르고 가슴이 답답하고 마음이 번거로워져서 결국은 산 속에 머물지 못하고 내려가게 된다.

산은 항상 고요를 지키고 있는데 인간이 고요를 지키지 못하는 것은 마음 속에 많은 사념의 찌꺼기가 담겨있기 때문이다. 잡념이 사라지게 하고 생각을 쉬게 만들어 고요의 자리로 찾아가게 하려면 마음 속에 들어있는 온갖 기억과 추억과 분별과 앞서가는 마음을 내려놓아야 한다.

마음을 비운다는 것은 우선 마음속에 들어 있는 모든 기억과 잡넘을 끌어내어 버리는 것이요, 두 번째는 원망심과 미련, 원과 한을 버리는 것이다. 세 번째는 앞서가는 마음을 버리는 것이다. 앞서가는 마음은 욕망과 탐욕과 미련과 계획성이다. 이러한 헐떡이는 마음을 비워서 쉬게 만든다.

다음은 몸과 의식과 마음을 버리는 것이다. 개체는 현상과 표상이기에 물 위의 거품이요, 바람 앞의 촛불이다. 몸뚱이는 현상이기에 시간이 흐르면 저절로 없어질 물건이니 애착을 버리고 몸을 버리고 몸을 잊는다. 생각 또한 몸에서 비롯됐으니 생각을 버리고 말을 잊고 마음을 쉬게 만든다.

이렇게 하여 일체가 비워져 내가 없고 몸이 없고 생각이 없고 의식이 무너져 나라고 할 그 무엇도 찾을 수 없으면 문득 돌아갈 자리를 잊게 되어 진불천하는 자리에 서 있으니 이 자리가 본자리요, 이 자리가 정신 융합의 자리가 되어 몸이 무너져도 죽을 수 없는 제자리인 것이다.

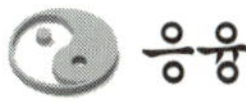 ## 응용

응용이야말로 그대로 정신 융합의 자리이다. 응용의 직접적인 방법은 정신력을 집중하여 응집력을 생기게 하고 응집력을 키워서 응축된 기운을 만들고 응념이 계속 엉기게 만들어 응융을 일으켜 기운을 한 덩어리로 만들어 전하와 전류가 흐르지 않게 만들면 정신 융합이다.

응용을 하는 데도 중요한 것은 지독한 끈기와 초점일치와 마음 비움이 중요하다. 아무리 지독한 끈기가 있어도 마음이 비워져 있지 않으면 정신이 산란하여 초점이 불일치된다.

정신력을 응집시키고 응축시키는 것은 전자에서도 설명했지만 쾌락의 탐닉을 자제해야 한다. 마음이 중심의 자리를 지키지 않고 감정에 기울어지거나 즐김을 쫓아다니면 정신 집중력이 낮아질 수밖에 없다.

정신을 응융시키려면 가장 먼저 정신에너지를 아껴야 한다. 정신력을 낭비하지 말고 정신력을 모으는 일에 몰두하면 된다. 눈, 코, 입, 귀, 몸, 생각으로 정신력을 낭비하지 않고 감정과 욕망과 탐욕과 쾌락으로 정신력을 소모하지 않고 고요한 정신을 한 곳에 집중시켜 응축하여 정신 융합을 일으키면 생사의 강을 건넌다.

☯ 깨침

스스로 깨침을 위한 노력은 정신을 각성하고 있는 것을 말한다. 이 상태, 이 자리, 이 순간을 느껴서 제자리가 본자리고 앉은자리가 제자리라는 것을 찰간계합하는 것이다.

어떻게 깨쳐야 하는가 하면 마음 속이 텅 비워져 있고 아무런 생각도 일지 않고 몸도 버리고 자아도 버리고 생각도 버리고 일체 나를 여읜 상태에서 밥 먹고 똥 싸는 놈은 누구인가? 보고 듣는 놈은 누구인가? 이놈이 그놈이 아닌가? 이 순간, 이 자리에서 더 어디로 물러선단 말인가? 바로 여기가 제자리가 아니란 말인가? 여기서 더 어디로 물러선단 말인가? 참으로 더 물러 설 자리가 있단 말인가? 바로 여기서 끝장을 내야 한다. 여기서 움직이고 여기서 물러선다면 그 자리가 지옥이요, 영원히 깨침을 얻지 못할 것이다.

정신력이 다른 물질 속에 들어갈 수 있는가?

정신이 다른 물질 속으로 쉽게 들어갈 수 있는 것은 마음을 비우고 무아 상태를 경험했을 때이다. 마음이 무심이면 정신은 어떤 존재 속으로도 가볍게 들어갈 수 있다.

이것은 가장 고급적인 형태이고 일반적으로 염력이 전달되는 상태가 모두 정신력이 다른 물질 속으로 전달되어 들어가는 것에 해당된다. 염력이 다른 사람이나 어떤 존재 속으로 들어갈 수 있는 것은 이미 여러 차례 확인되고 공인된 사실이다.

50cm를 띄우는 것이나 50000km를 띄우는 것이나 마음을 전달하고 정신력을 전달시키는 것은 광속이 아니라 마음의 심파이니 정신파는 빛의 입자보다 더 초미립자에 해당되므로 광속보다 더욱 빠르게 다른 물질 속으로 들어갈 수가 있다. 정신력이 다른 물질 속으로 들어갈 수 있는가의 여부는 이미 필자가 기공침으로 수없이 증명해본 사실이다.

정신력이 다른 물질을 움직일 수 있는가?

유리겔라가 스푼을 구부리는 것을 공중파로 방송을 한 뒤로 많은 사람들은 그것이 정말 가능한 일인가를 놓고 실험을 하였다. 그런데 그 실험 결과 전혀 불가능한 일은 아니라는 사실이 밝혀졌다. 일본에 동물 잠재우기로 유명한 기공사가 있다. 개, 고양이, 염소, 곰 특히 호랑이, 사자까지 쉽게 잠을 자게 만드는 능력을 선보였다. 개를 동시에 30마리까지 잠재우는 실력을 과시한 적도 있다.

또 수많은 기공사들이 환자의 몸에 손을 대지 않고 염력으로써 환자의 몸을 움직이게 만드는 것은 가장 쉽게 발견할 수 있는 사실이다. 초보자라도 똑같은 병에 물을 채워 깐 마늘을 올려놓은 병 두 개를 가지고 시험을 해보면 된다. 한 쪽은 그대로 두고 한 쪽은 정신을 모아서 염력을 보낸다. 하루에 3회씩 한 번 염력을 보낼 때마다 20분씩 염력을 보낸다. 그렇게 한 달간 실험을 한 번 해보라. 어떻게 될까? 해보면 알 것이다.

마음의 절대성을
발견하라

무아상태를 경험하고 몸이 사라지고 생각이 끊어진 자리에서 마음을 발견하면 그 마음이 바로 우주의 핵심이요, 주재자임을 발견하게 될 것이다. 이 마음엔 개체성이 사라지고 전체성과 우주의식으로 꽉 채워져 있으니 이러한 자리가 마음의 절대성이 발견되어지는 자리이다.

누구든 자아가 텅 비워져 있다면 마음의 본자리를 발견할 수 있을 것이다. 아상과 에고가 없는 마음은 대 자유를 얻은 마음이다. 마음이 위대한 것은 그 어떤 일을 할 수도 있고 안 할 수도 있다는 사실이 위대한 것이다. 이러한 대 자유성이 마음에 깃대를 꽂고 중심을 세워서 마음을 쓰는 화심법을 쓴다면 마음을 쓰는 법인 화심법이 잘 살아날 것이다. 마음의 능력을 크게 활용할 수 있는 것은 마음이 우주의 핵심이요, 주관자라는 사실을 체득하여 굳은 신념이 발휘되어야 화심을 쓰는 마음이 제대로 된 실력을 발휘할 수 있을 것이다.

정신 핵융합과 에너지 파워

원자는 원자핵과 전자들로 이루어져 있는데 원자핵은 양의 전하를, 전자들은 음의 전하를 띠고 있어 서로 잡아당긴다. 원자핵은 다시 양성자와 중성자라는 입자들로 나눠진다. 양성자는 양의 전하를 띠고 있고 중성자는 전하가 없다. 매우 작은 크기의 핵 안에 여러 개의 양성자들이 모여 있으면 서로 강하게 밀치므로 핵은 금방 쪼개지고 원자들은 붕괴될 것이다.

그러한 일이 생기지 않는 이유는 텅 빈 공간에 새로운 입자들이 탄생해서 서로 밀치는 양성자들 사이를 오가면서 더 강한 힘으로 붙잡아 주기 때문이다. 만약 여러 개의 양성자들이 서로 밀쳐서 핵이 쪼개지면 큰일이 난다. 원자핵은 원자보다 1000배나 작은 크기로 더 작은 핵들로 분열하거나 혹은 다른 핵과 합쳐져서 더 큰 핵을 만드는 핵융합을 하는 데 이때 생기는 작은 질량의 변화 때문에 엄청난 에너지가 만들어진다. 이 에너지가 핵폭탄이다. (아인슈타인

의 E=)

이처럼 정신 핵융합과 정신 핵융합으로 인하여 에너지 파워를 일으키는 방법이 전자와 비슷한 성향을 띄고 있다. 정신 핵융합을 이루는 방법은 정신에너지를 모아서 통일시키고 정신에너지를 응용시켜야 가능한 일이다. 정신에너지가 항상 산란하게 움직이는 것은 에너지 전자가 음의 전하를 띄고 흐르고 있기 때문이다.

따라서 정신에너지를 응용시켜 정신 핵융합을 이루려면 우선 정신 전자를 고정시켜 정신통일을 이루어야 한다. 정신통일을 완벽하게 이루면 그것이 정신 핵융합이다. 이때에는 에너지 파워가 엄청나게 발생하게 된다. 정신통일을 이루어 정신 핵융합을 할 때 어떤 일이든 성취시킬 수 있다. 이와 같은 힘으로 인하여 죽음의 강까지 건너갈 수 있는 것이다.

내 몸을 되살리는
원심법 수련요령

가열순환 원심법은 말 그대로 뜨거운 기운을 끌어올려 가열한 뒤 순환을 원활하게 하기 위하여 원을 돌리는 방법을 말한다.

생명운동은 열에너지의 순환운동에 해당이 되는데 전체 또는 부분적으로 기혈수액의 순환이 원활하지 못하면 몸 속에 노폐물이 많아져서 질병이 발생하는 원인을 만든다.

혈액순환이 잘 안 되고 열에너지가 약하여 순환장애가 생기면 갑자기 면역력이 저하됨은 물론 각종 세균들에 대한 저항력이 약해지면서 몸 속에 염증이 생기고 종양이 발생하여 암으로 발전될 수 있다.

각종 세균과 암세포의 병균과 에이즈균 등은 우리 인체에 너무 많은 항생제를 사용했기에 내성과 면역력이 생겨 약물치료에 많은 어려움과 문제점을 안고 있다.

　그런데 매우 단순한 방법이 하나 있으니 그것은 모든 독소와 세균과 암균들을 가열하여 열로써 태워 죽이는 방법이다. 모든 독과 세균은 열에 약하고 열을 가하면 소멸된다. 따라서 가열순환 원심법이란 몸 속에 뜨거운 기운을 일으켜 순환운동을 원활하게 하는 방법이다. 가열순환 원심법을 일으키면 그 어떤 질병도 고칠 수 있다. 암 덩어리와 에이즈균도 가열순환 원심법에 의해서 완치될 수 있다.

　가열순환 원심법을 일으키는 방법은 열에너지의 기를 모으는 방법에 달려있다. 그 방법은 진심과 절박함과 집중력에 달려있다. 손바닥 장심에 삼매진화를 일으키면 암 덩어리와 에이즈균은 두 시간이면 완전히 소멸시킬 수 있다.

　질병을 치유하고자 하는 사람은 온 정성을 모아 하늘이 무너져도 꿈쩍 않는 집중력으로 진화를 일으키면 그 어떤 질병도 치유할 수가 있다.

　손바닥 노궁혈, 정수리 백회혈, 가슴의 전중혈, 단전의 관원혈, 발바닥의 용천혈에 뜨거운 진화의 불기운을 모아서 원심법의 요령에 의해 온몸에 기를 주천시키는 것을 가열순환 원심법이라고 한다. 특히 운동기 질환일 경우에는 가볍게 치유된다. 중풍, 척추디스크, 목디스크, 견비통, 관절염 등은 가열순환 원심법을 활용하면 쉽게 고칠 수 있다.

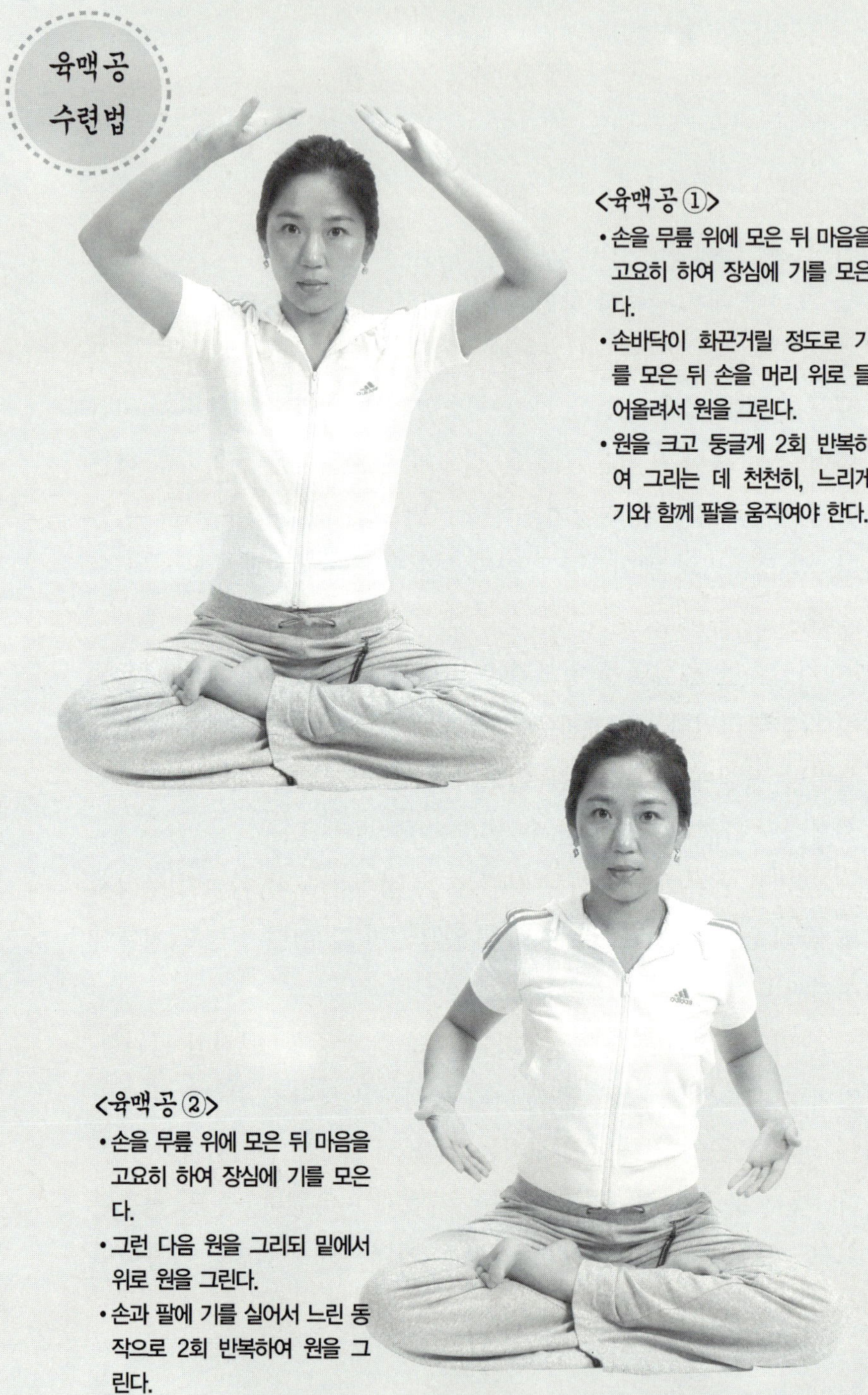

<육맥공 ①>

- 손을 무릎 위에 모은 뒤 마음을 고요히 하여 장심에 기를 모은다.
- 손바닥이 화끈거릴 정도로 기를 모은 뒤 손을 머리 위로 들어올려서 원을 그린다.
- 원을 크고 둥글게 2회 반복하여 그리는 데 천천히, 느리게 기와 함께 팔을 움직여야 한다.

<육맥공 ②>

- 손을 무릎 위에 모은 뒤 마음을 고요히 하여 장심에 기를 모은다.
- 그런 다음 원을 그리되 밑에서 위로 원을 그린다.
- 손과 팔에 기를 실어서 느린 동작으로 2회 반복하여 원을 그린다.

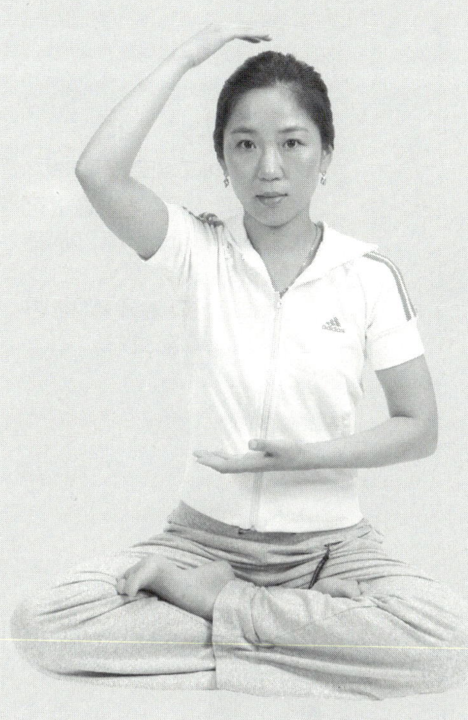

<**육맥공 ③**>
- 오른손을 머리 위로 들어올려 뒷머리를 쓰다듬듯이 손을 머리 뒤로 돌려서 아래로 내린다.
- 이때 옆구리 근육이 신전되도록 옆구리 근육을 움직여서 간담낭경락으로 기가 통하게 한다.

<**육맥공 ④**>
- 왼손도 같은 방법으로 머리 뒤로 쓸어 넘겨서 앞으로 가져온다.
- 같은 동작을 양손 모두 2회씩 반복한다.

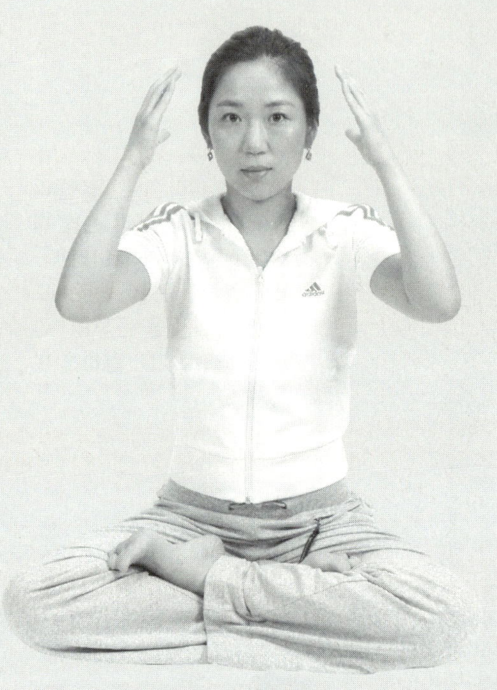

<육맥공 ⑤>
• 양손을 머리 위로 들어올려서 옆얼굴과 옆구리를 느린 동작을 통하여 기를 실어서 아래로 쓸어내린다.
• 몸통의 옆면과 팔에 동시에 기가 흐르도록 유도한다.

<육맥공 ⑥>
• 아래로 쓸어내린 양손을 엉덩이와 고관절 부위, 그리고 대퇴부를 지나 무릎과 다리와 발쪽으로 쓸어간다.
• 손과 손이 지나가는 부위에 기가 흐르도록 유도한다.
• 그런 다음 양손을 단전으로 끌어올린다.
• 이와 같은 동작을 2회 반복한다.

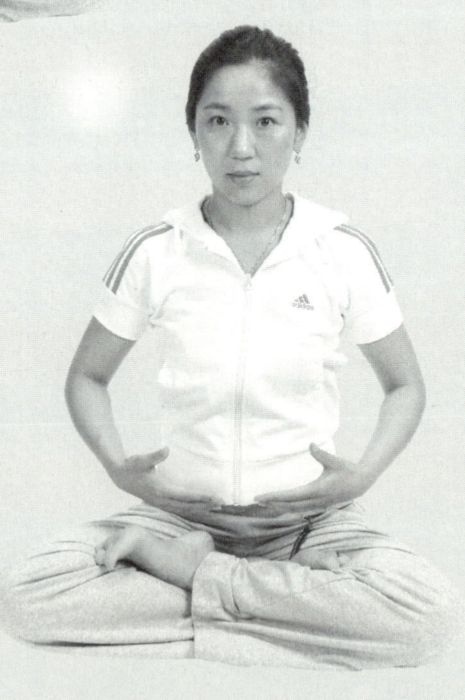

  운명을 바꿔주는 숨은 건강법

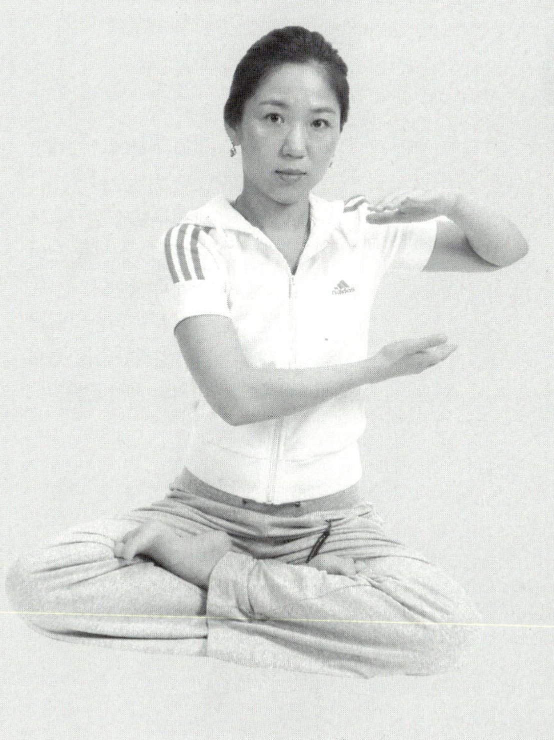

〈육맥공 ⑦〉
- 오른손은 아래에, 왼손은 위에 두고 그림과 같은 동작을 취한 후 몸을 왼쪽으로 비튼 뒤 왼손을 위로 끌어올린다.

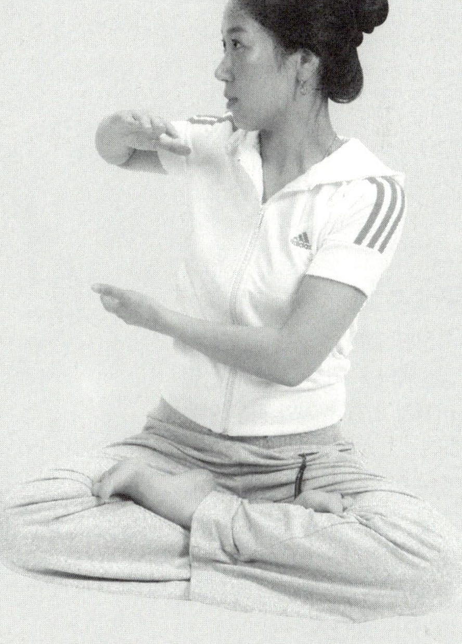

〈육맥공 ⑧〉
- 위로 올라간 왼손은 아래로 내리고 오른손이 위로 올라가는 동작을 자연스럽게 취하면서 몸을 오른쪽으로 비틀어 오른손을 위로 들어올린다.
- 이 동작을 2회 반복한다.

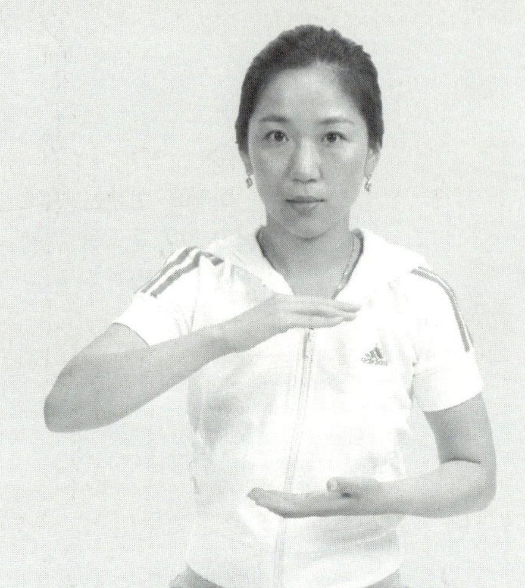

<육맥공 ⑨>
- <육맥공 ⑧>의 동작에서 그대로
  손을 정면으로 가져오면 된다.
- 양손바닥을 마주보게 한 뒤 마
  음을 고요히 하고 정신을 모아
  서 양손바닥에 집중한다.
- 정신력을 모아서 양손바닥을
  가까이했다, 멀리했다를 6회
  반복하면서 기의 공을 만든다.

<육맥공 ⑩>
- 그림과 같이 손 모양을 한 뒤
  양손바닥을 가까이 그리고 멀
  어지게 하면서 기의 공을 만든
  다.
- 같은 동작을 6회 반복한다.
- 손에 열에너지의 공을 만드는
  가장 기본적인 동작이고 노궁
  혈에 기를 모으는 가장 좋은 방
  법이기도 하다.

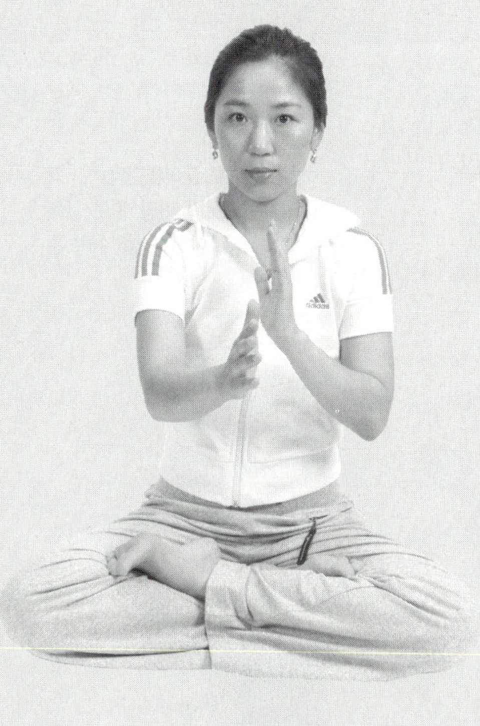

<육맥공 ⑪>

- 양손바닥을 서로 닿지 않을 만큼 가까이 하여 서로 미끌어지게 하면서 밀고 당기고를 6회 반복한다.
- 정신을 집중하여 천천히 하는 것이 중요하다.
- 양손이 너무 벌어지면 기를 잘 못 느끼는 경우가 있다.

오행공
수련법

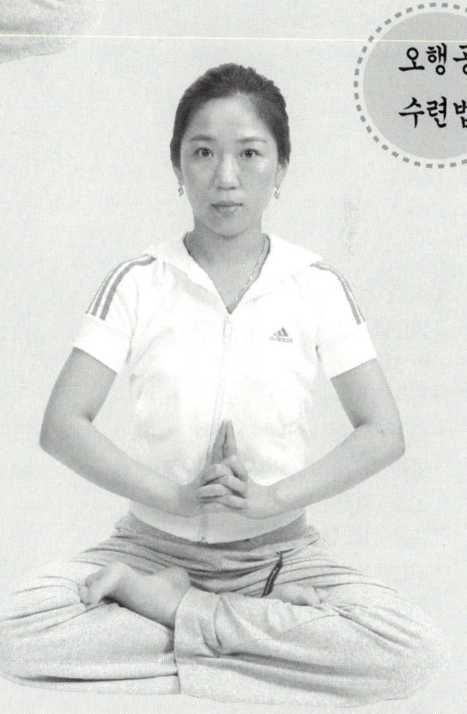

<오행공 ①>

- 양손을 깍지 끼고 집게손가락만 붙여서 편다.
- 엄지손가락은 굽힌다.
- 호흡을 천천히 들이마시면서 항문을 조인다.
- 항문을 조이면서 대장까지 기를 끌어올린다.

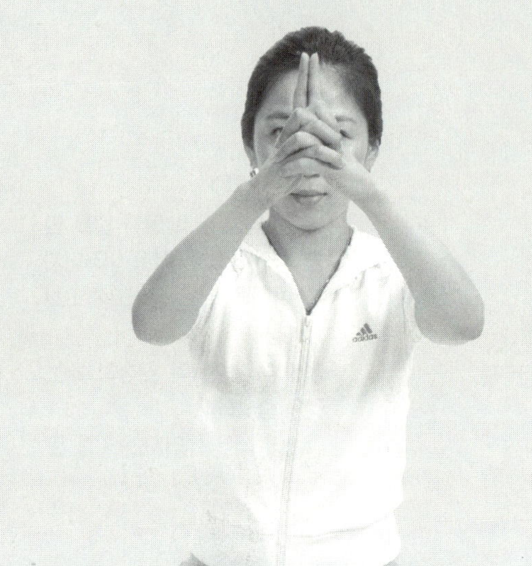

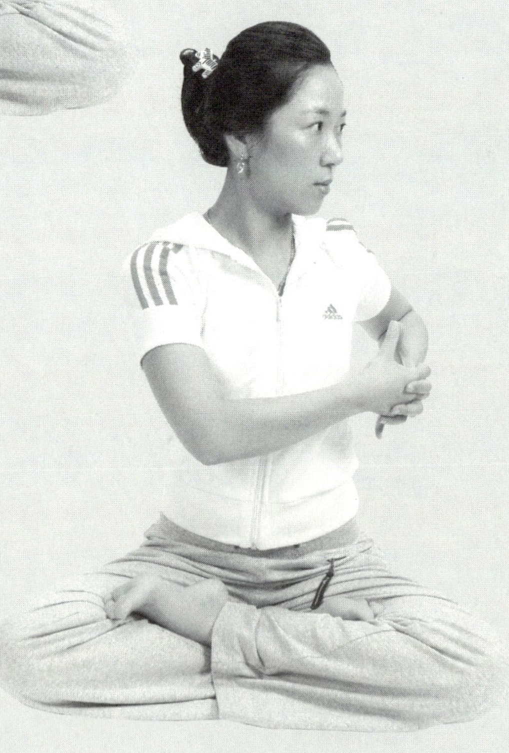

 운명을 바꿔주는 숨은 건강법

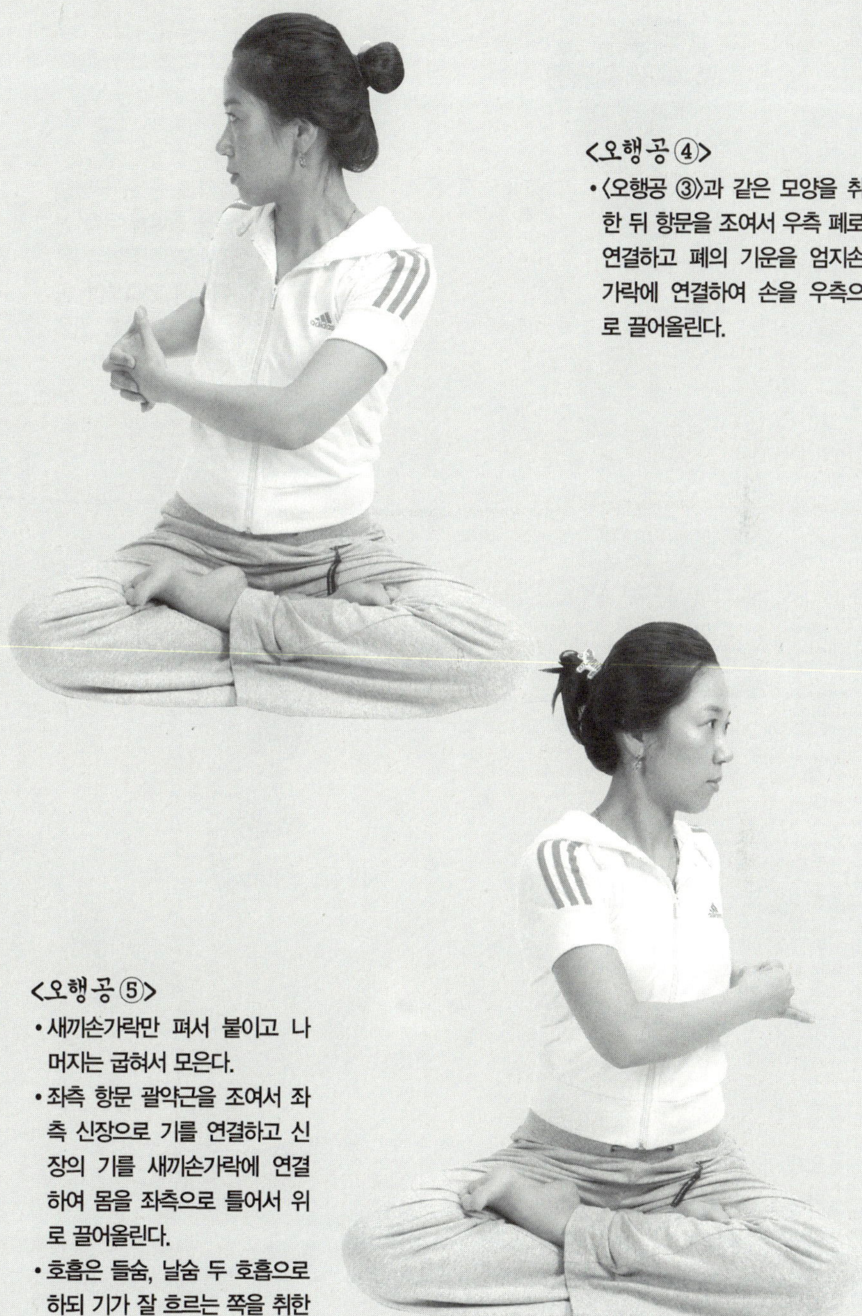

<오행공④>
• <오행공 ③>과 같은 모양을 취한 뒤 항문을 조여서 우측 폐로 연결하고 폐의 기운을 엄지손가락에 연결하여 손을 우측으로 끌어올린다.

<오행공⑤>
• 새끼손가락만 펴서 붙이고 나머지는 굽혀서 모은다.
• 좌측 항문 괄약근을 조여서 좌측 신장으로 기를 연결하고 신장의 기를 새끼손가락에 연결하여 몸을 좌측으로 틀어서 위로 끌어올린다.
• 호흡은 들숨, 날숨 두 호흡으로 하되 기가 잘 흐르는 쪽을 취한다.

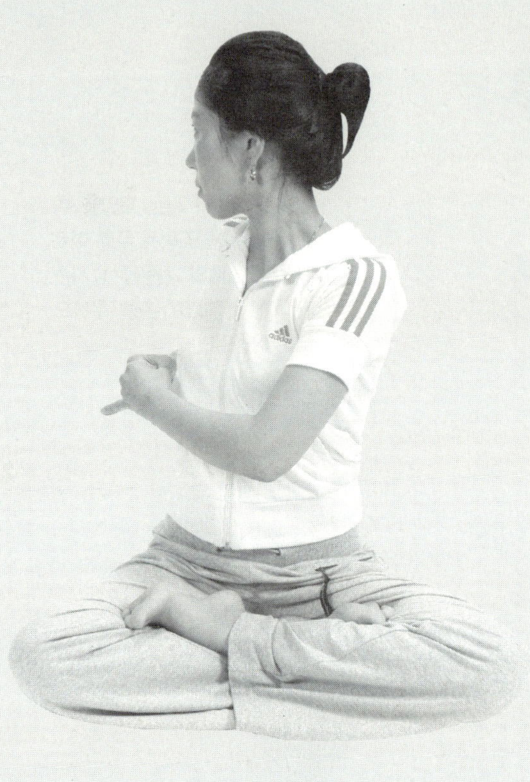

<오행공 ⑥>
• <오행공 ⑤>와 같은 손 모양을
  취하고 항문을 조여서 우측 신
  장으로 연결하고 신장의 기운
  을 새끼손가락에 연결하여 몸
  을 우측으로 틀어서 손을 위로
  끌어올린다.
• 호흡법은 같다.

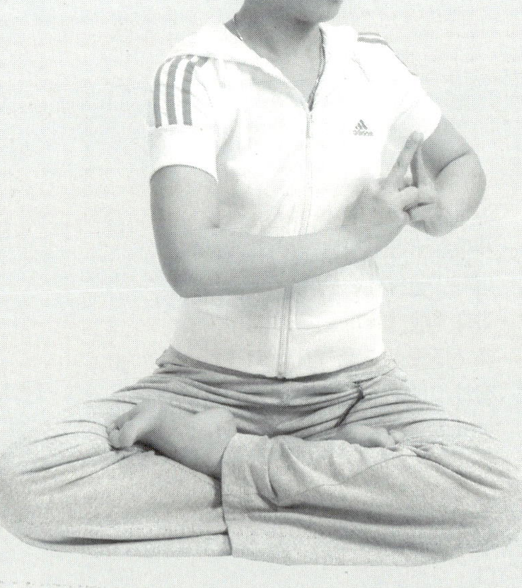

<오행공 ⑦>
• 가운데 손가락을 펴서 붙이고
  나머지는 굽힌다.
• 우측 항문 괄약근을 조여서 기
  를 간으로 연결하고 간의 기운
  을 가운데손가락으로 연결한다.

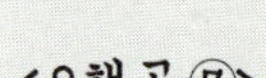

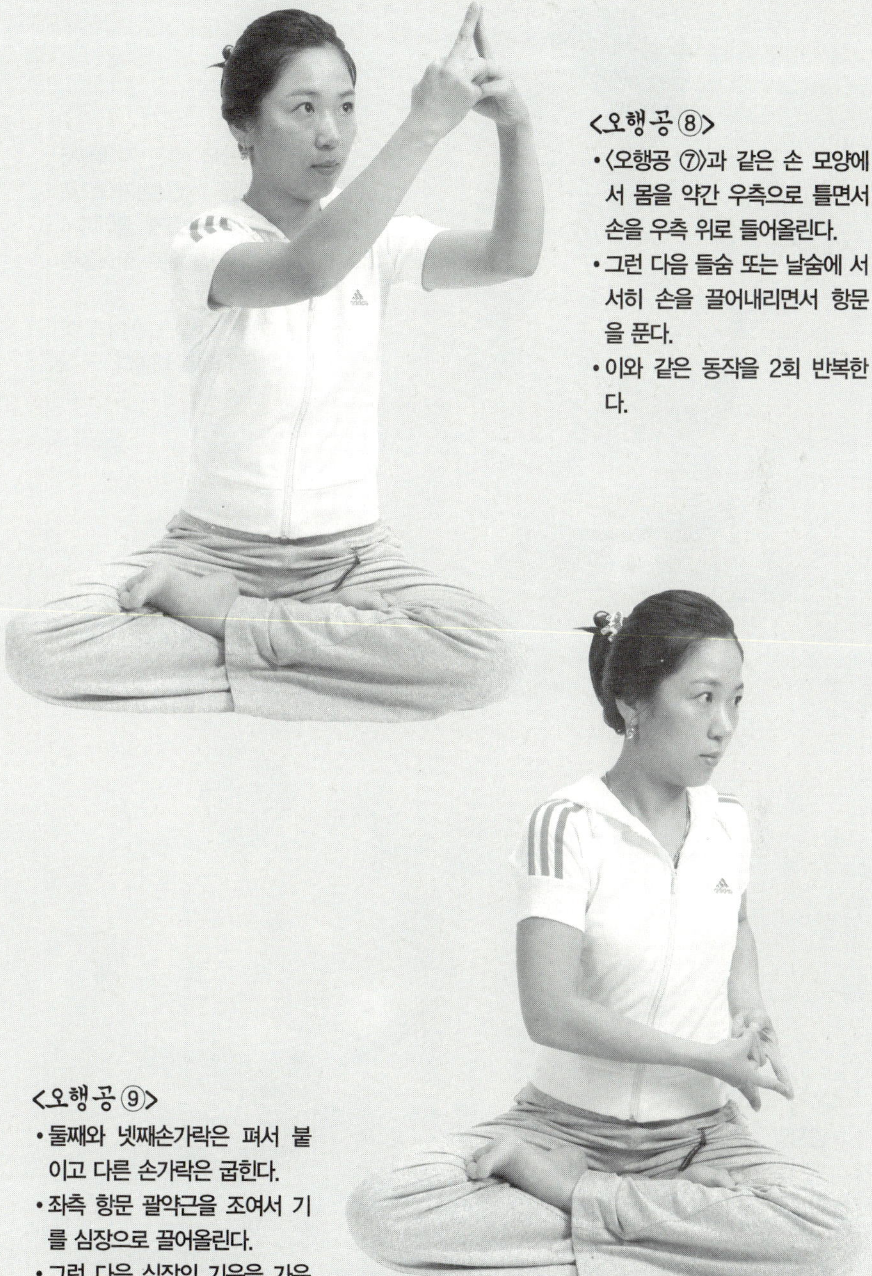

<오행공 ⑧>
• 〈오행공 ⑦〉과 같은 손 모양에
  서 몸을 약간 우측으로 틀면서
  손을 우측 위로 들어올린다.
• 그런 다음 들숨 또는 날숨에 서
  서히 손을 끌어내리면서 항문
  을 푼다.
• 이와 같은 동작을 2회 반복한
  다.
<오행공 ⑨>
• 둘째와 넷째손가락은 펴서 붙
  이고 다른 손가락은 굽힌다.
• 좌측 항문 괄약근을 조여서 기
  를 심장으로 끌어올린다.
• 그런 다음 심장의 기운을 가운
  데손가락을 당겨서 연결한다.

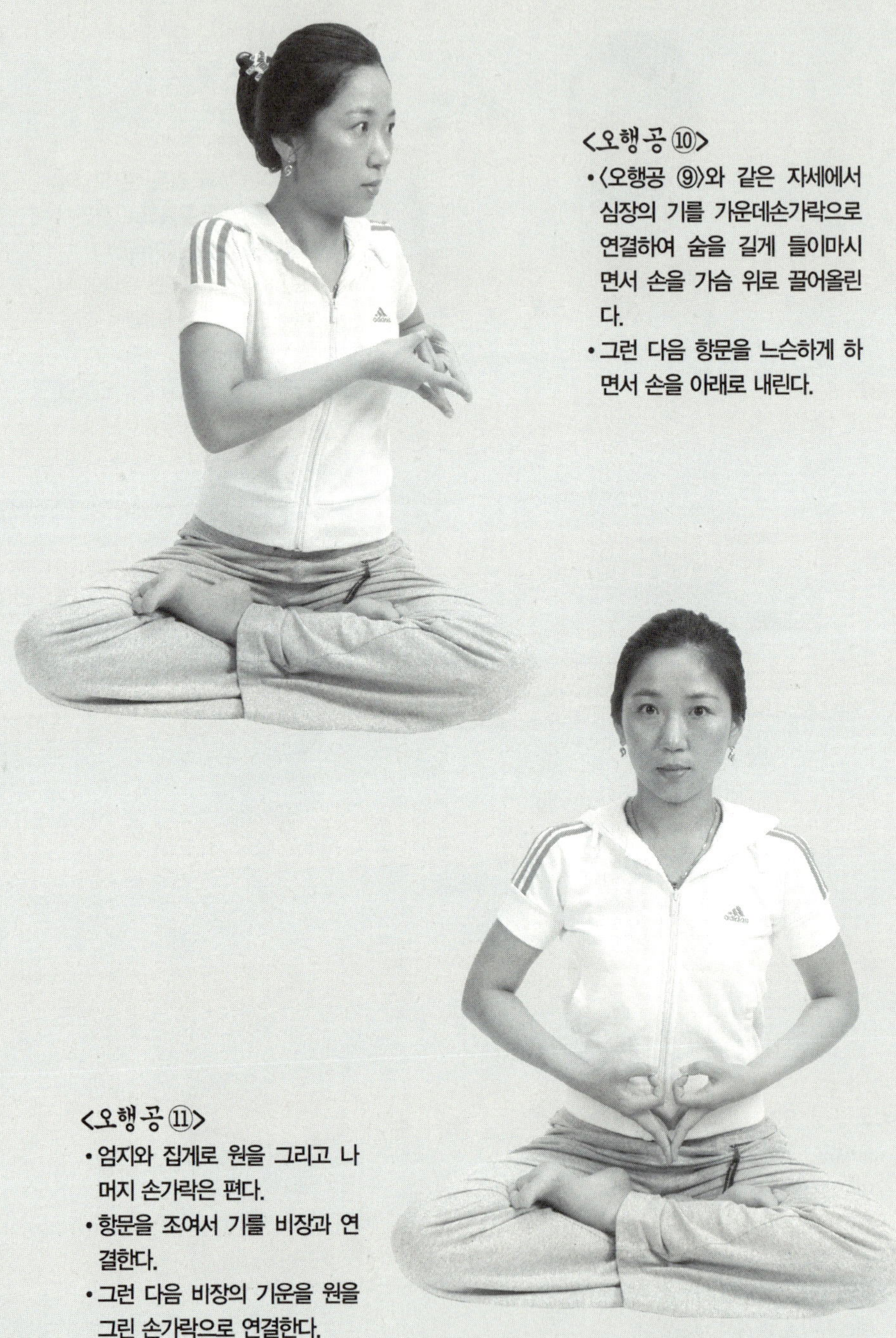

<오행공 ⑩>
• <오행공 ⑨>와 같은 자세에서 심장의 기를 가운데손가락으로 연결하여 숨을 길게 들이마시면서 손을 가슴 위로 끌어올린다.
• 그런 다음 항문을 느슨하게 하면서 손을 아래로 내린다.

<오행공 ⑪>
• 엄지와 집게로 원을 그리고 나머지 손가락은 편다.
• 항문을 조여서 기를 비장과 연결한다.
• 그런 다음 비장의 기운을 원을 그린 손가락으로 연결한다.

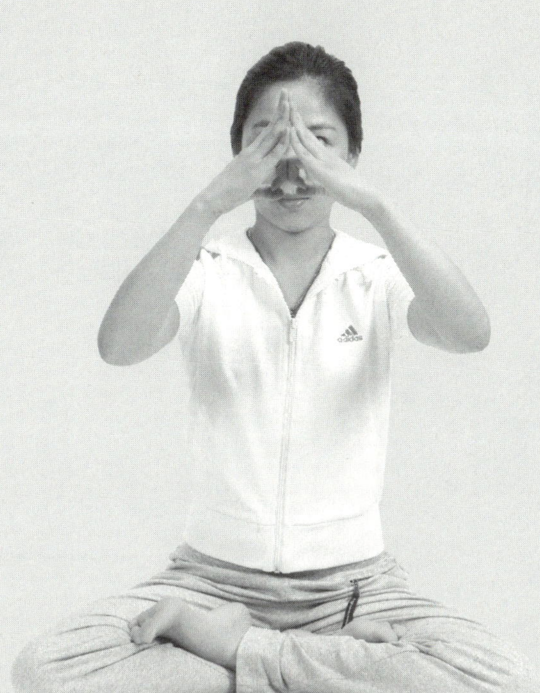

<**오행공 ⑫**>
- 〈오행공 ⑪〉과 손 모양을 같이 하여 가슴 앞까지 끌어올렸다가 손을 뒤집어서 위로 끌어올린다.
- 호흡은 들숨, 날숨을 자유롭게 하고 손을 내릴 때 항문 괄약근을 늦춘다.

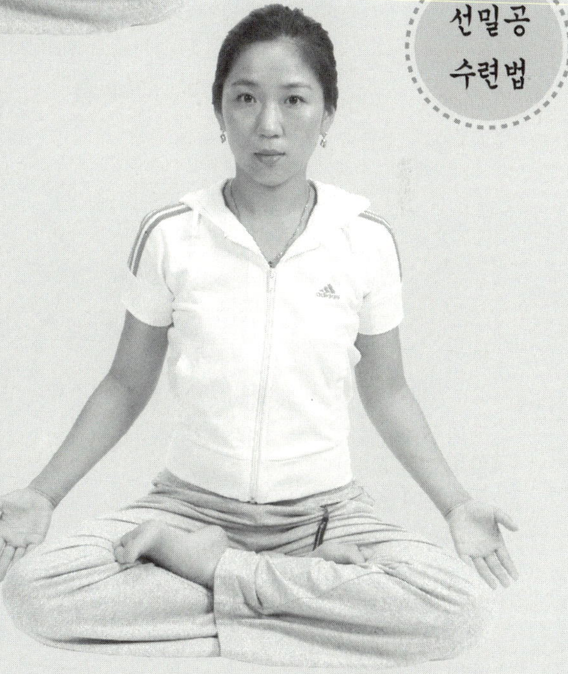

<**선밀공 ①**>
- 마음을 고요히 하고 정신력을 모아서 양손에 삼매진화를 끌어모은다.
- 마음이 정심이 되어 기가 모이면 손바닥이 뜨겁게 달아오른다.
- 그림과 같은 자세에서 손을 천천히 가슴 쪽으로 끌어올린다.

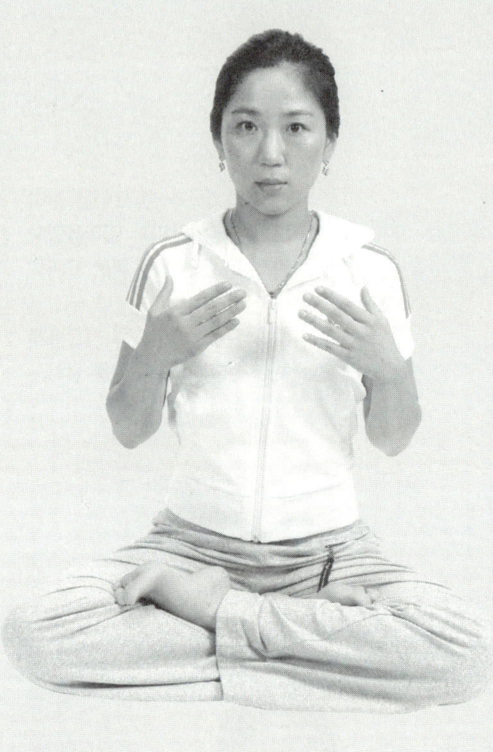

<선밀공 ②>
• 손을 가슴 위로 끌어올린 상태
  에서 다시금 아래로 내려보낸
  다.
• 같은 동작을 2회 반복한다.

<선밀공 ③>
• 가슴 앞에 온 손을 옆으로 팔을
  벌렸다가 다시금 본래의 위치
  로 돌아간다.
• 느린 동작으로 기를 느끼면서
  팔을 벌렸다가 원위치하는 동
  작을 2회 반복한다.

 운명을 바꿔주는 숨은 건강법

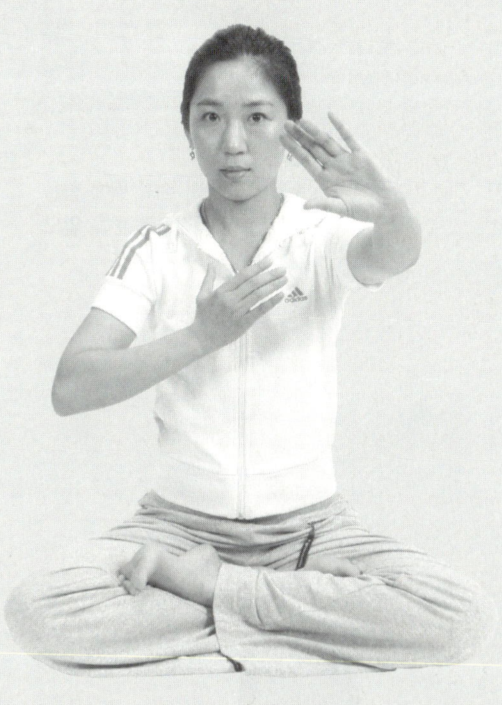

<선밀공 ④>
• 왼팔을 느린 동작으로 앞으로
  뻗으면서 오른손은 가슴 쪽으
  로 가져온다.

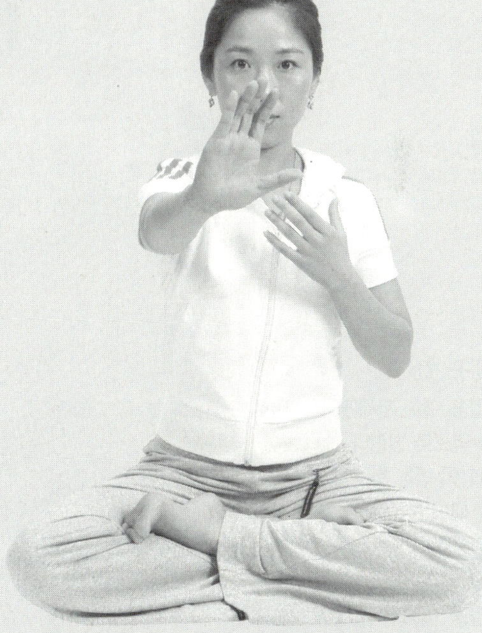

<선밀공 ⑤>
• 오른손을 천천히 앞으로 뻗으
  면서 기를 앞쪽으로 밀어내고
  왼손은 가슴 쪽으로 끌어당기
  면서 기를 안으로 끌어들인다.

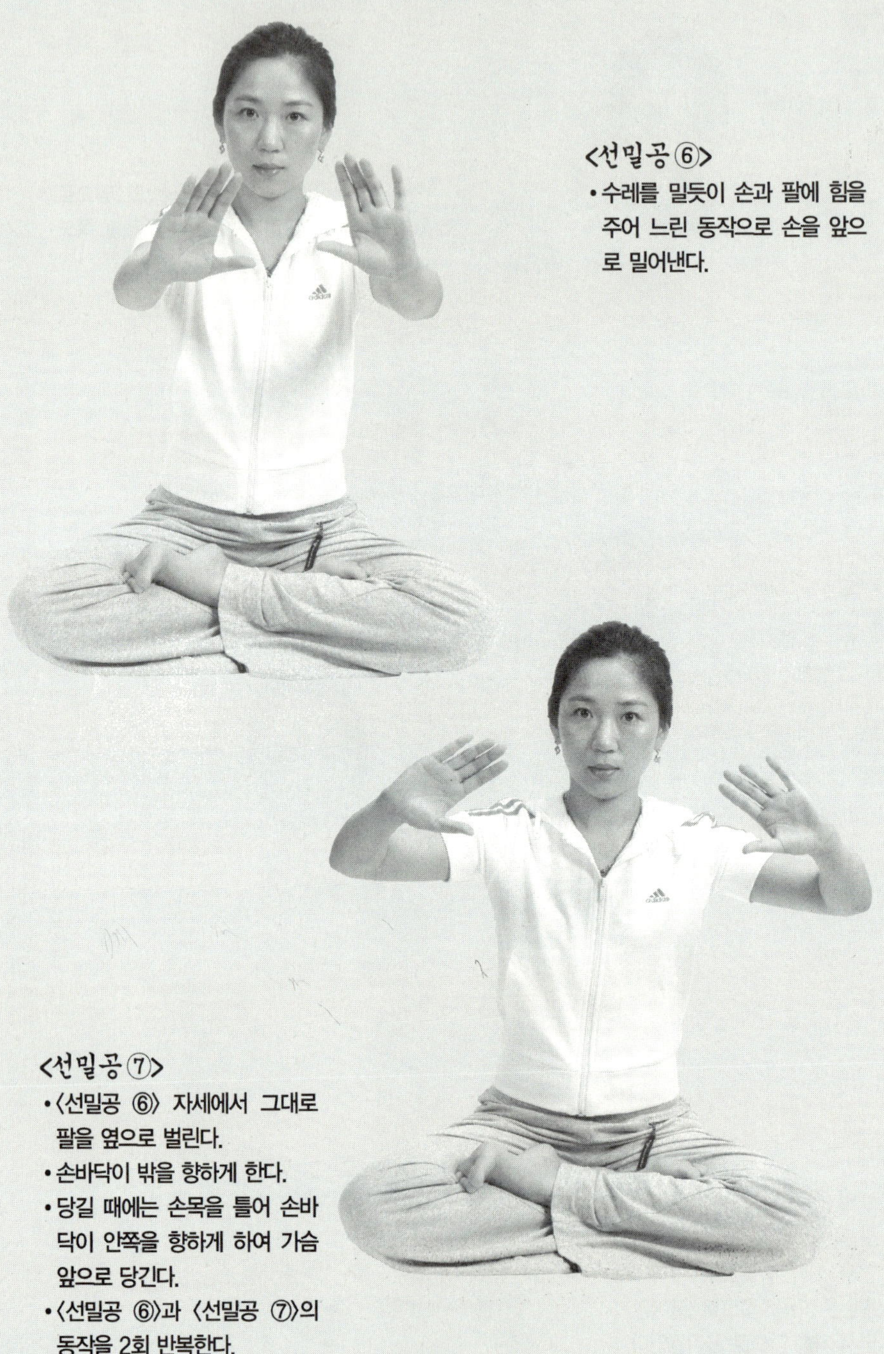

  운명을 바꿔주는 숨은 건강법

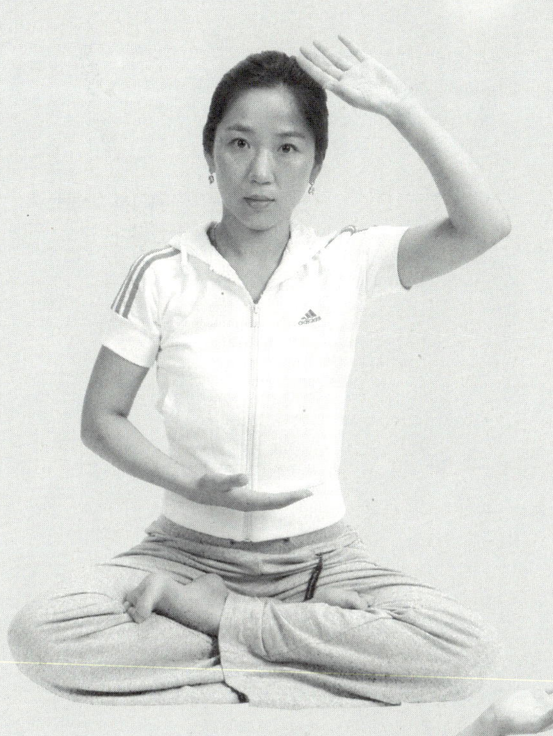

<선밀공 ⑧>
- 그림의 모습처럼 왼손을 밖으로 향하게 하여 돌린다.
- 이때 오른손은 당기면서 돌릴 준비를 한다.

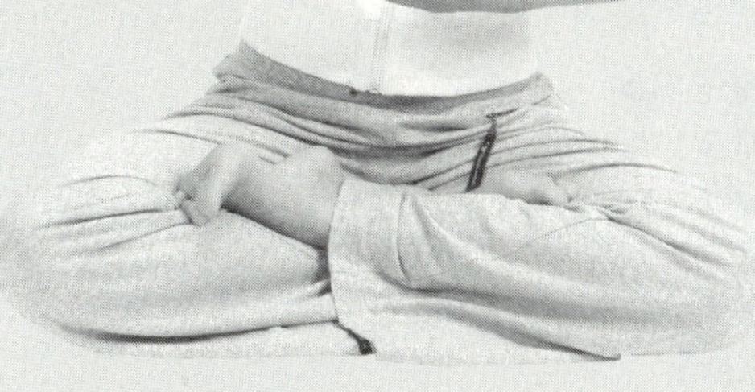

<선밀공 ⑨>
- 오른손을 머리 위로 올려 밖으로 향하게 하여 돌린다.
- 이와 같은 동작을 2회 반복한다.

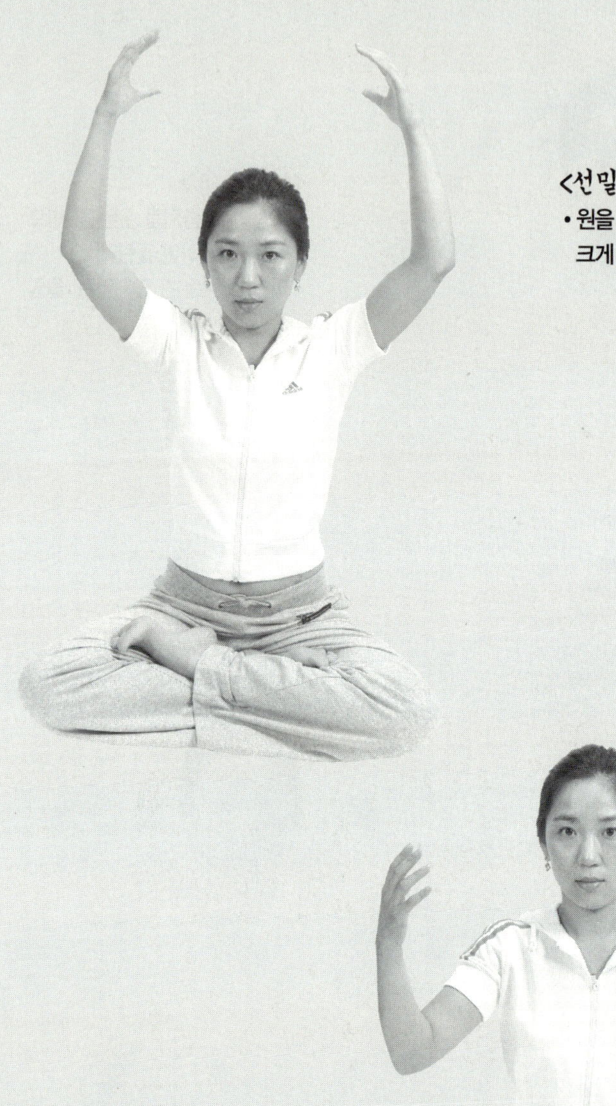

  운명을 바꿔주는 숨은 건강법

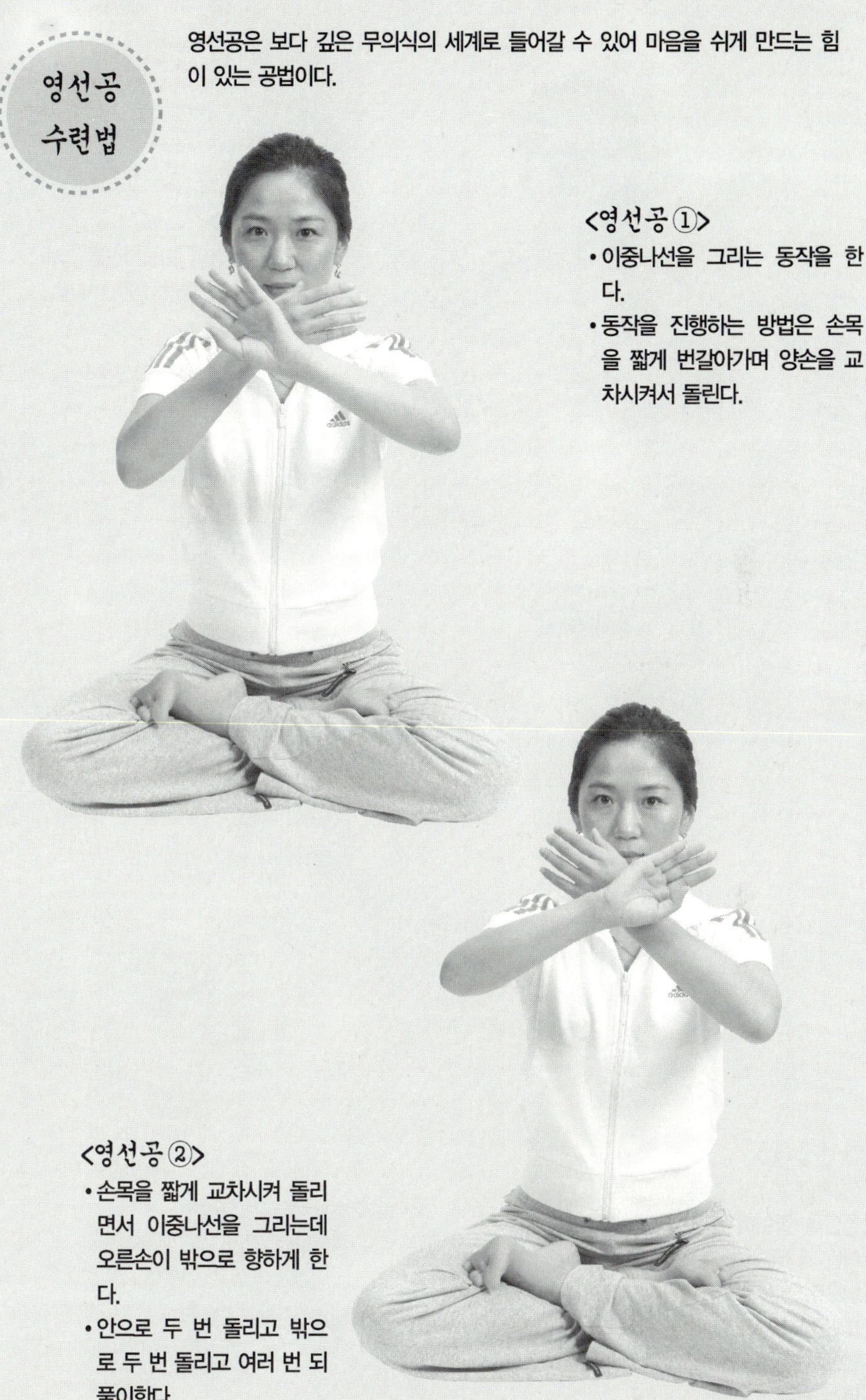

영선공은 보다 깊은 무의식의 세계로 들어갈 수 있어 마음을 쉬게 만드는 힘이 있는 공법이다.

<영선공①>
- 이중나선을 그리는 동작을 한다.
- 동작을 진행하는 방법은 손목을 짧게 번갈아가며 양손을 교차시켜서 돌린다.

<영선공②>
- 손목을 짧게 교차시켜 돌리면서 이중나선을 그리는데 오른손이 밖으로 향하게 한다.
- 안으로 두 번 돌리고 밖으로 두 번 돌리고 여러 번 되풀이한다.

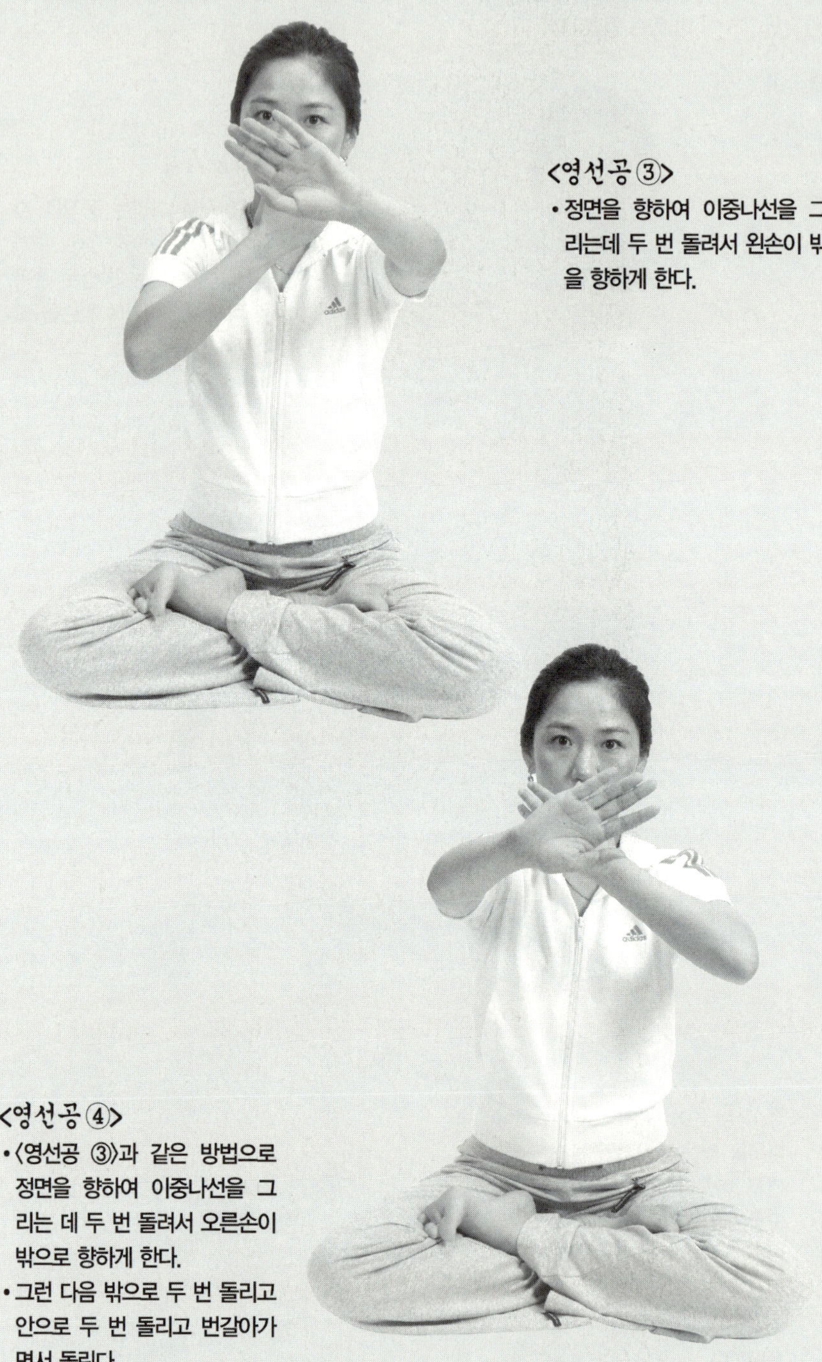

〈영선공 ③〉

• 정면을 향하여 이중나선을 그리는데 두 번 돌려서 왼손이 밖을 향하게 한다.

〈영선공 ④〉

• 〈영선공 ③〉과 같은 방법으로 정면을 향하여 이중나선을 그리는 데 두 번 돌려서 오른손이 밖으로 향하게 한다.

• 그런 다음 밖으로 두 번 돌리고 안으로 두 번 돌리고 번갈아가면서 돌린다.

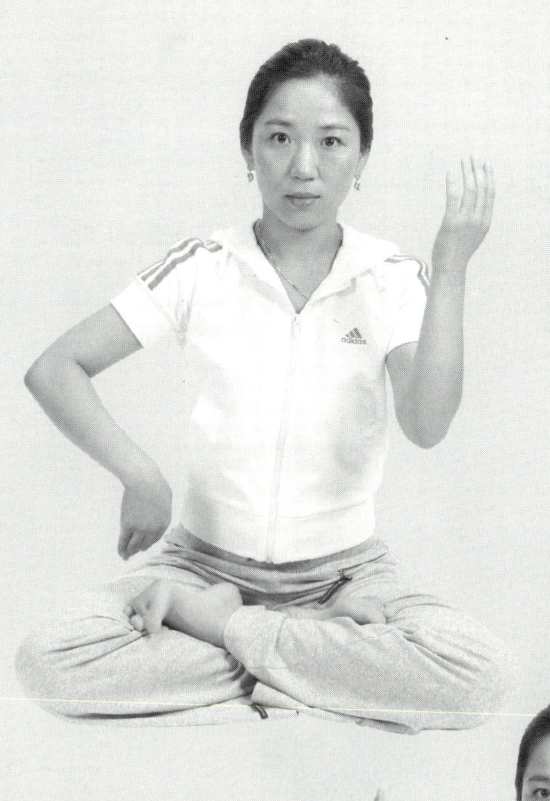

〈영선공⑤〉

• 옆으로 이중나선을 두 번 돌려
서 왼손이 위로 올라가고 오른
손이 허리쪽으로 향하게 돌린
다.

〈영선공⑥〉

• 손과 팔을 밖으로 두 번 돌려서
오른손이 위로 향하게 하고 왼
손은 아래로 허리 옆에 놓이게
한다.

• 〈영선공 ⑤〉와 〈영선공 ⑥〉 모
두 밖으로 두 번 돌리고 안으로
두 번 돌리는 자세로 여러 번
반복한다.

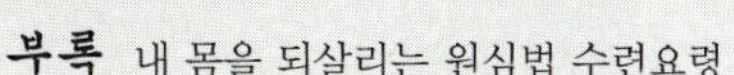

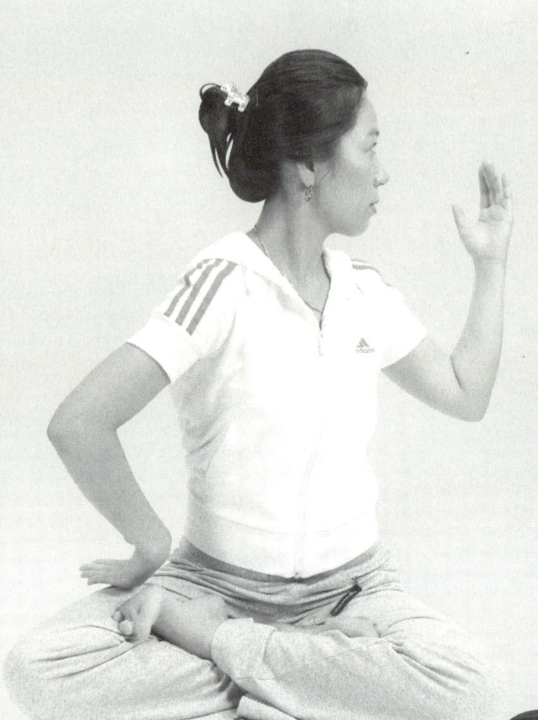

<**영선공 ⑦**>
- 몸을 측면으로 비틀어서 이중 나선을 그린다.
- 밖으로 팔을 두 번 돌려서 왼손이 위로, 오른손이 아래로 향하게 한다.

<**영선공 ⑧**>
- 몸을 우측으로 틀어서 이중나선을 그리는데 밖으로 팔을 두 번 돌려서 오른손이 위로, 왼손이 아래로 향하게 한다.
- 이와 같은 동작을 밖으로 두 번, 안으로 두 번 번갈아가면서 반복한다.

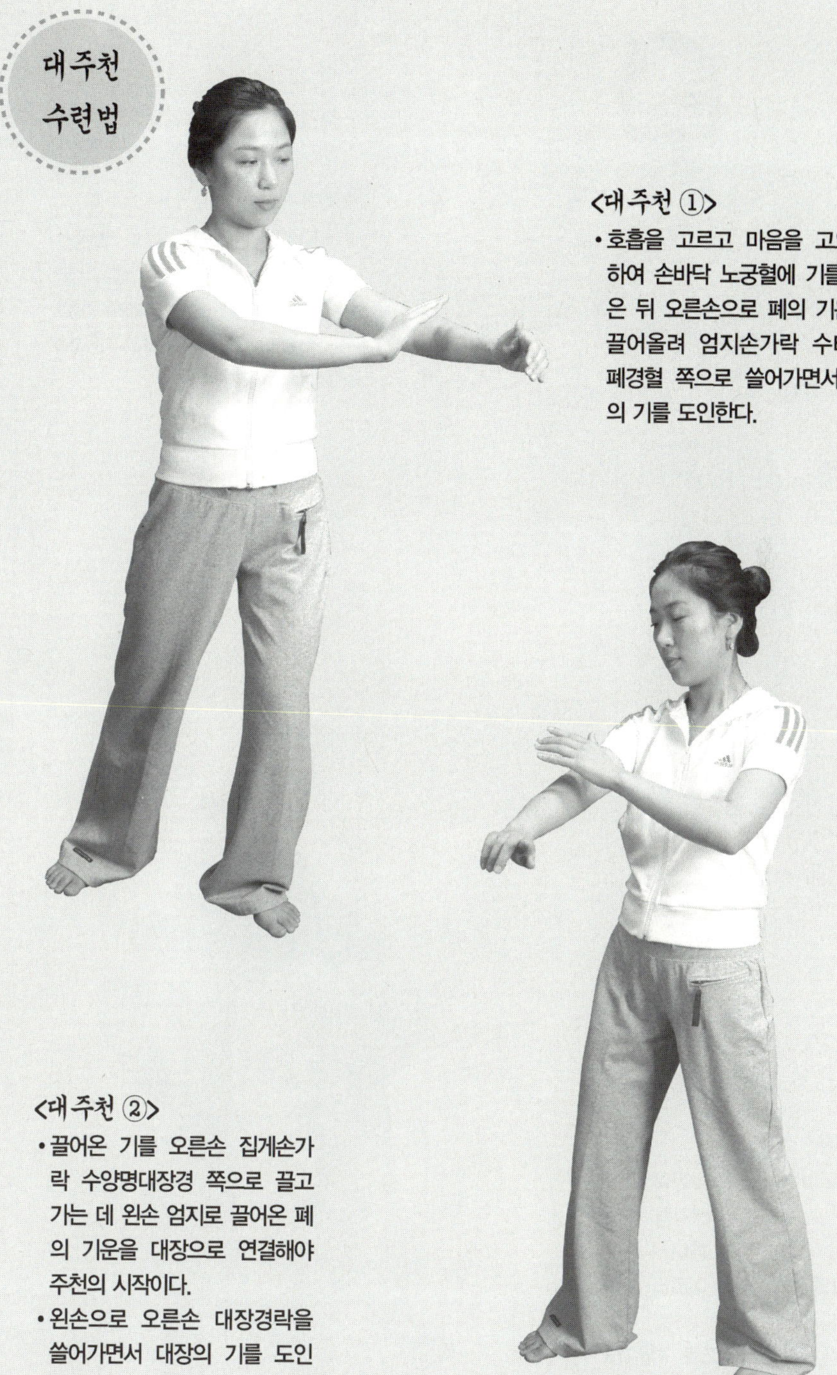

〈대주천 ①〉

• 호흡을 고르고 마음을 고요히 하여 손바닥 노궁혈에 기를 모은 뒤 오른손으로 폐의 기운을 끌어올려 엄지손가락 수태음 폐경혈 쪽으로 쓸어가면서 폐의 기를 도인한다.

〈대주천 ②〉

• 끌어온 기를 오른손 집게손가락 수양명대장경 쪽으로 끌고 가는 데 왼손 엄지로 끌어온 폐의 기운을 대장으로 연결해야 주천의 시작이다.

• 왼손으로 오른손 대장경락을 쓸어가면서 대장의 기를 도인한다.

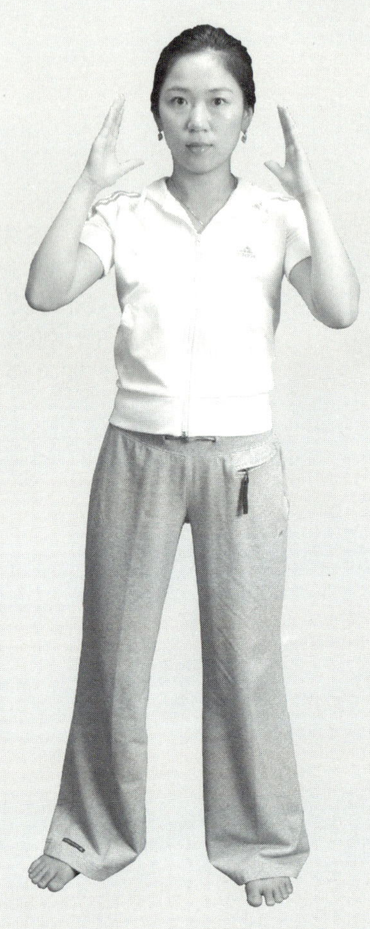

<대주천 ③>
• 대장의 기운이 얼굴로 올라가
서 양명위경락으로 연결되므로
양손으로 얼굴 부위에서 양명
위경을 쓸어내려 발끝으로 내
려간다.

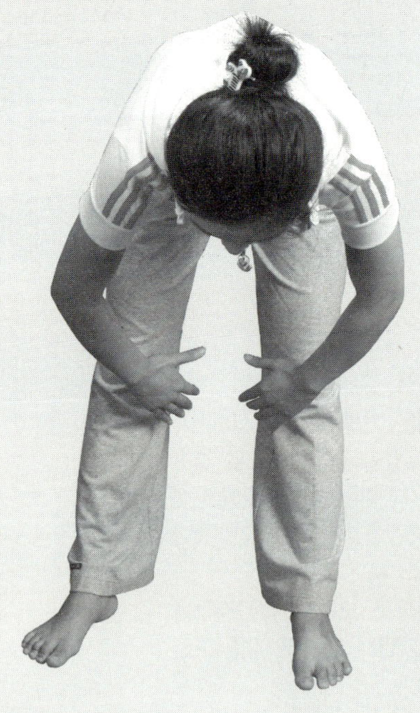

<대주천 ④>
• 족태음비경이 엄지발가락 안쪽
에서 시작하므로 허리를 굽혀
발의 내측 부위를 쓸어서 위로
올라와서 혀 밑에 이르러 끝이
난다.
• 양손을 써서 비경으로 기를 도
인한다.

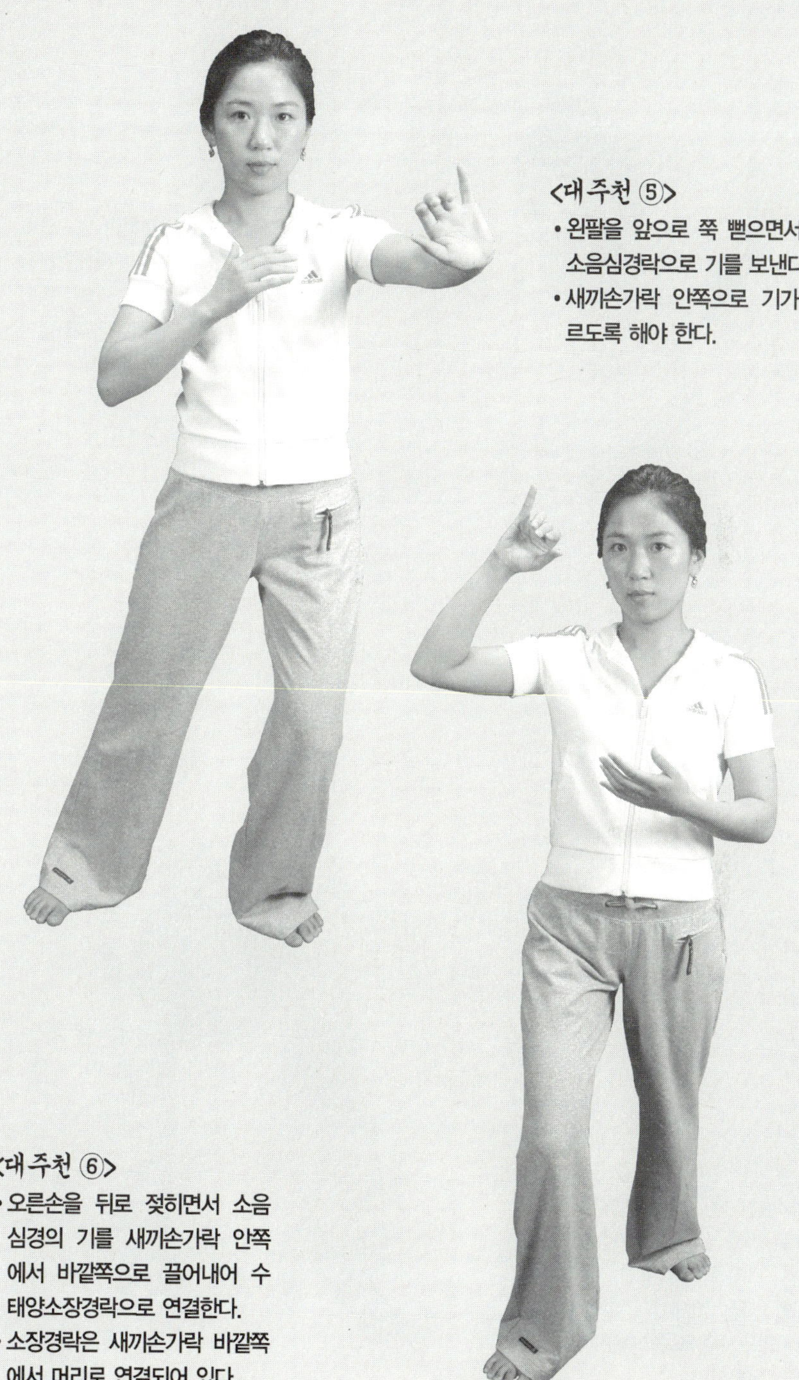

<대주천 ⑤>
• 왼팔을 앞으로 쭉 뻗으면서 수
  소음심경락으로 기를 보낸다.
• 새끼손가락 안쪽으로 기가 흐
  르도록 해야 한다.

<대주천 ⑥>
• 오른손을 뒤로 젖히면서 소음
  심경의 기를 새끼손가락 안쪽
  에서 바깥쪽으로 끌어내어 수
  태양소장경락으로 연결한다.
• 소장경락은 새끼손가락 바깥쪽
  에서 머리로 연결되어 있다.

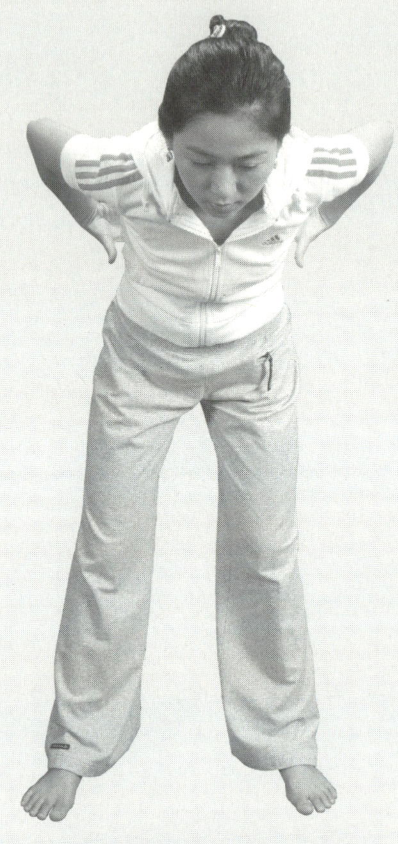

<대주천 ⑦>
• 소장경락을 연결하여 양손으로
  뒷머리를 쓸어내려 족태양방광
  경락을 따라서 등, 허리, 종아
  리로 기를 도인하여 넷째 발가
  락 사이로 기를 이끈다.

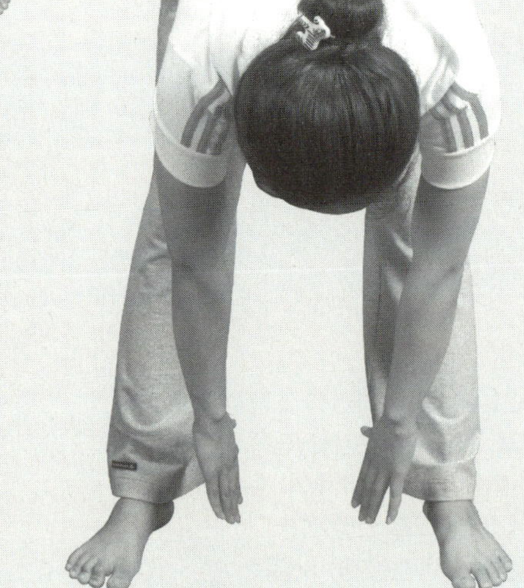

<대주천 ⑧>
• 발바닥 용천혈에서 기를 끌어
  내어 복숭아뼈 내측, 대퇴부 내
  측으로 기를 끌어올려 가슴 위
  에까지 기를 끌어올린다.
• 허리를 굽힌 자세에서 발바닥
  과 다리의 내측을 쓸어올려 위
  에까지 올라온다.

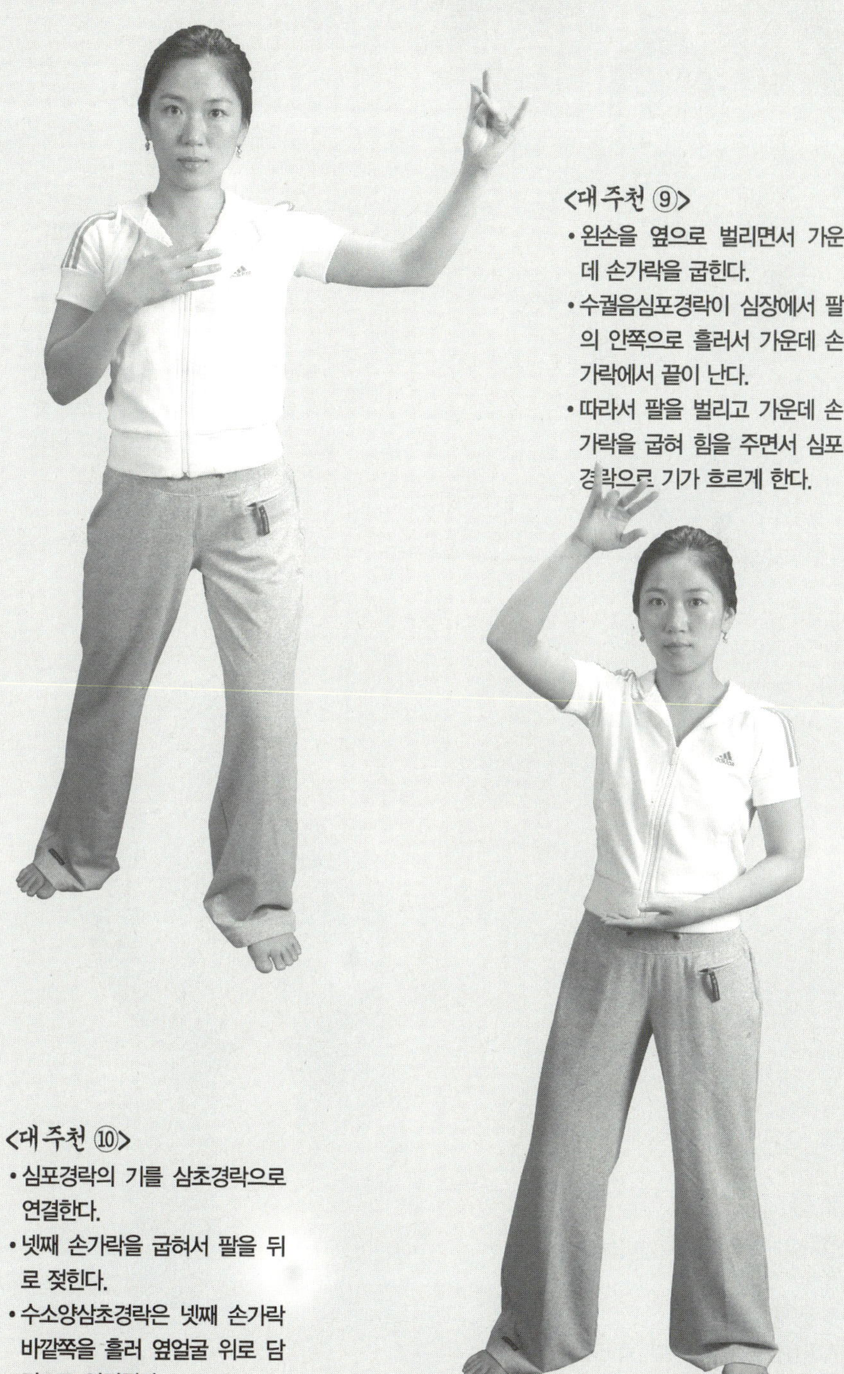

<대주천 ⑨>
- 왼손을 옆으로 벌리면서 가운데 손가락을 굽힌다.
- 수궐음심포경락이 심장에서 팔의 안쪽으로 흘러서 가운데 손가락에서 끝이 난다.
- 따라서 팔을 벌리고 가운데 손가락을 굽혀 힘을 주면서 심포경락으로 기가 흐르게 한다.

<대주천 ⑩>
- 심포경락의 기를 삼초경락으로 연결한다.
- 넷째 손가락을 굽혀서 팔을 뒤로 젖힌다.
- 수소양삼초경락은 넷째 손가락 바깥쪽을 흘러 옆얼굴 위로 담경으로 연결된다.

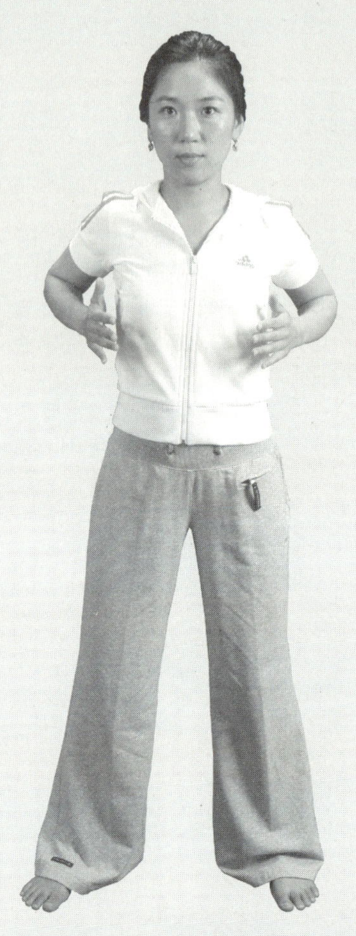

<大주천 ⑪>
• 양손으로 옆얼굴을 쓸어내리고
  옆구리, 고관절, 다리의 바깥쪽
  허리를 굽혀서 손으로 새끼발
  가락 쪽으로 기를 도인한다.
• 족소양담경은 유일하게 지그재
  그로 옆머리에서 측면으로 왔
  다 갔다 하면서 발끝까지 내려
  가 있다.

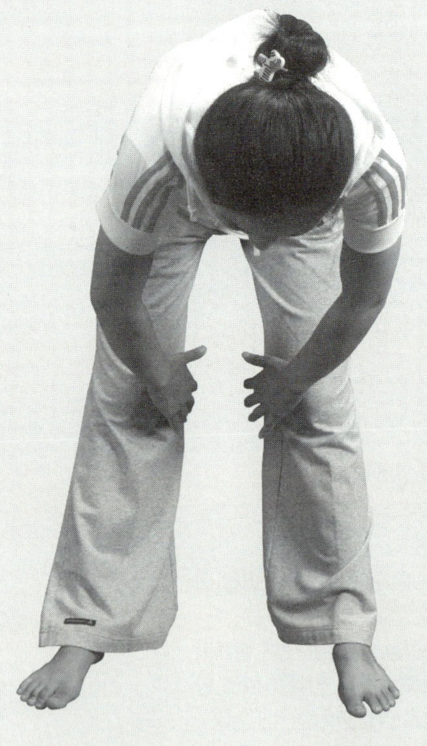

<대주천 ⑫>
• 엄지발가락 안쪽을 쓸어올려
  다리의 내측, 그리고 간까지 기
  를 끌어올린다.
• 족궐음간경은 엄지발가락에서
  간까지 연결되어 있다.

염곡무는 비틀고 꼬아서 기를 증폭시키는 공법을 쓴다. 염곡무는 운동량이 크고 살이 빠지게 하며 땀을 흘리게 만든다.

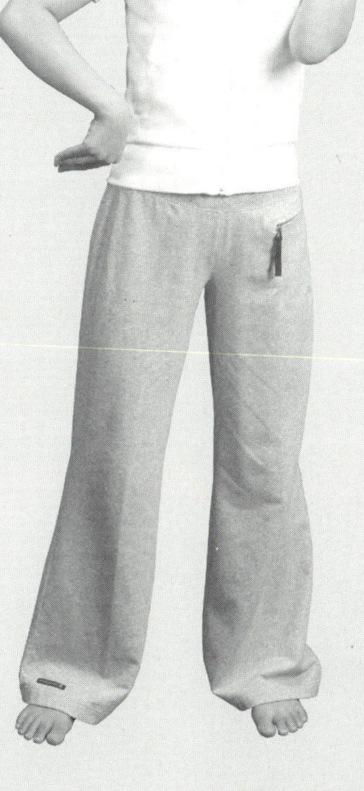

〈염곡무 ①〉
• 손을 정면으로 비틀고 꼬아서 왼손이 위로, 오른손이 아래로 오게 한다.

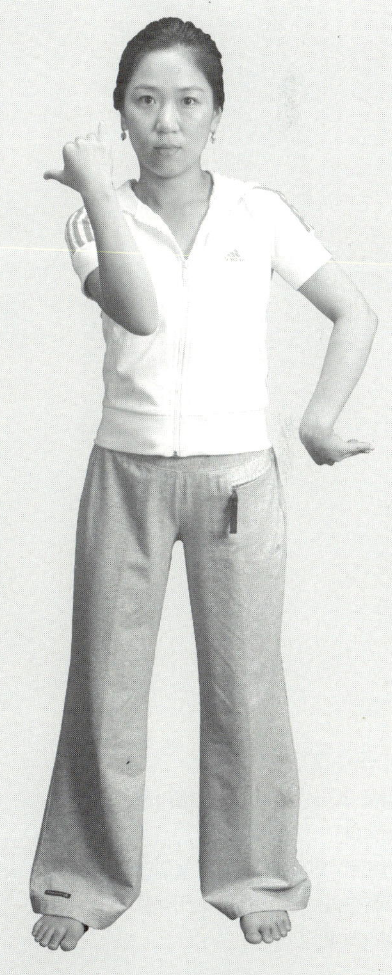

〈염곡무 ②〉
• 팔과 손을 정면으로 비틀고 돌려서 오른손이 위로, 왼손이 아래로 향하게 한다.
• 밖을 향하여 비틀어 돌리다가 안으로 비틀어 돌린다.
• 번갈아 반복된 동작을 취한다.

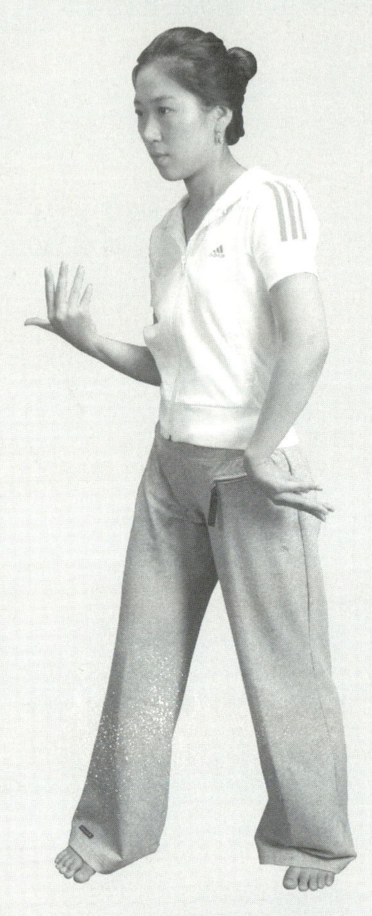

• 팔을 옆으로 비틀고 꼬아서 돌린다.
• 안으로, 밖으로 비틀어 돌리며 오른손은 위로, 왼손은 아래로 향하게 한다.

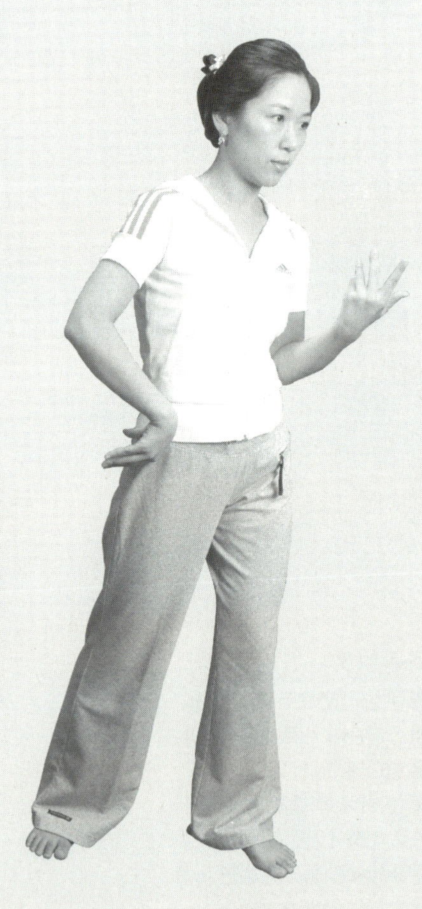

〈염곡무④〉

• 팔을 좌측으로 비틀고 꼬아서 돌린다.
• 안으로, 밖으로 비틀어 돌리며 오른손이 위로, 왼손이 아래로 향하게 한다.

 운명을 바꿔주는 숨은 건강법

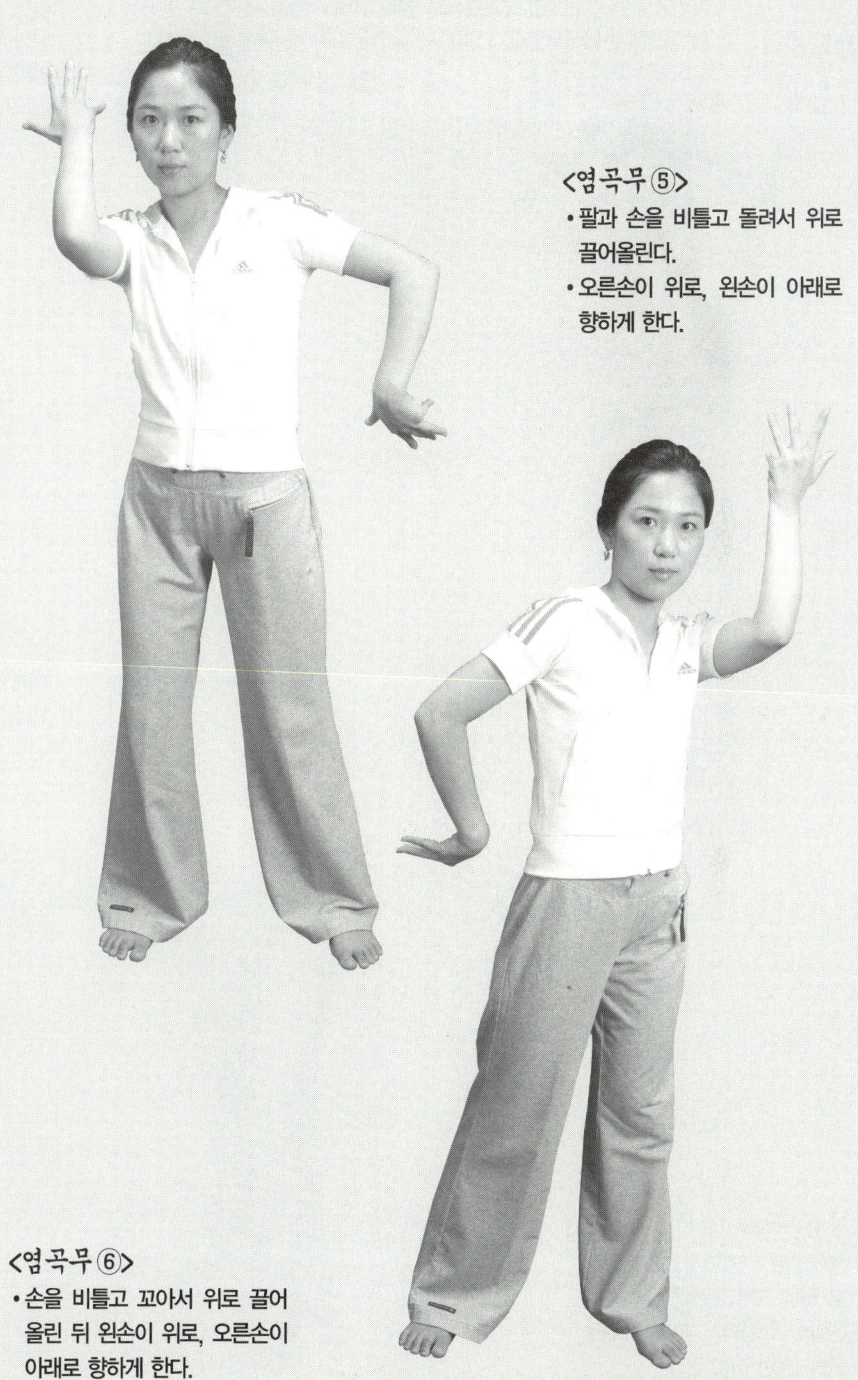

<염곡무 ⑤>
• 팔과 손을 비틀고 돌려서 위로
  끌어올린다.
• 오른손이 위로, 왼손이 아래로
  향하게 한다.

<염곡무 ⑥>
• 손을 비틀고 꼬아서 위로 끌어
  올린 뒤 왼손이 위로, 오른손이
  아래로 향하게 한다.

간원무는 기를 실어서 원을 지속적으로 그려나가는 것을 말한다. 원을 위에서 아래로, 아래에서 위로 왼손과 오른손으로 원을 그리고 몸을 측면으로 돌려서 원을 그린다. 같은 동작을 반복해서 원을 그리면서 원무속으로 정신력을 몰입한다.

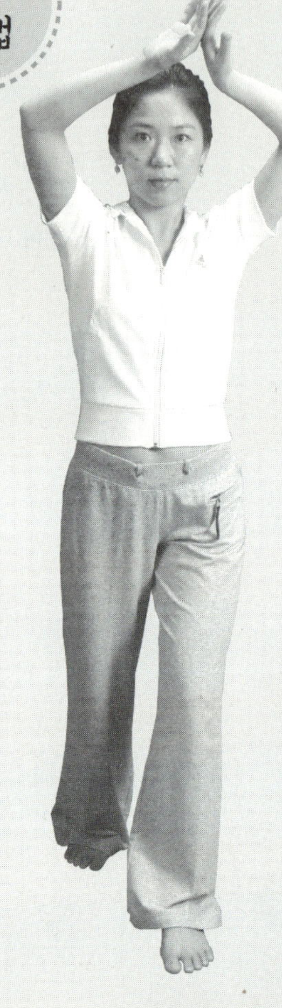

<간원무①>

- 왼발을 앞으로 옮기면서 원을 위에서 아래로 크게 그린다.
- 오른발이 나가면서 같은 원을 한 번 더 그린다.

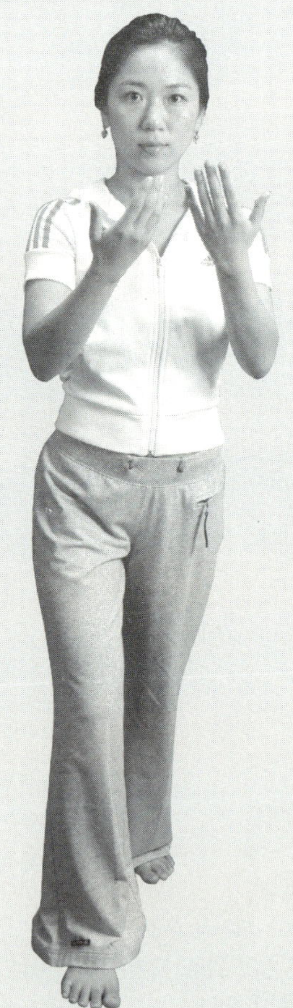

<간원무②>

- 오른발이 나가면서 밑에서 위로 원을 크게 그린다.
- 왼발이 나가면서 밑에서 위로 원을 한 번 더 그린다.

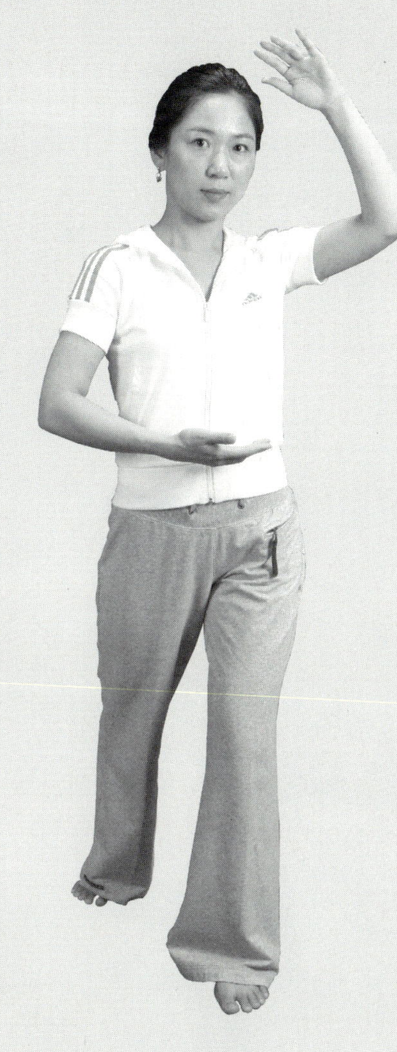

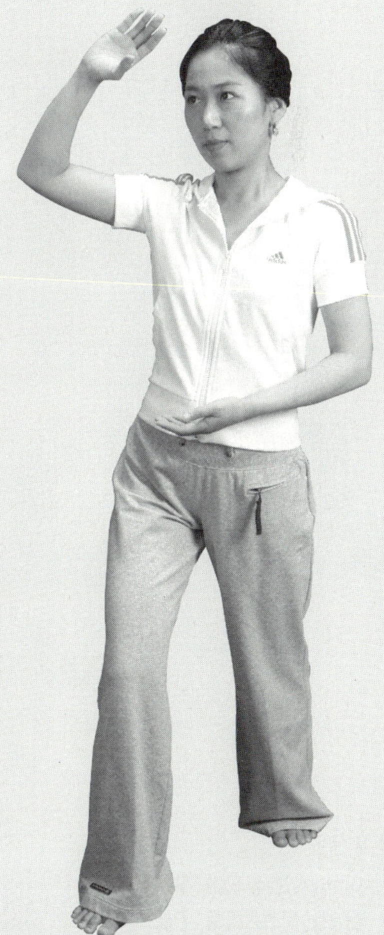

〈간원무③〉
• 왼발이 나가면서 왼손으로 원
  을 그린다.

〈간원무④〉
• 오른발이 나가면서 오른손으로
  원을 그린다.

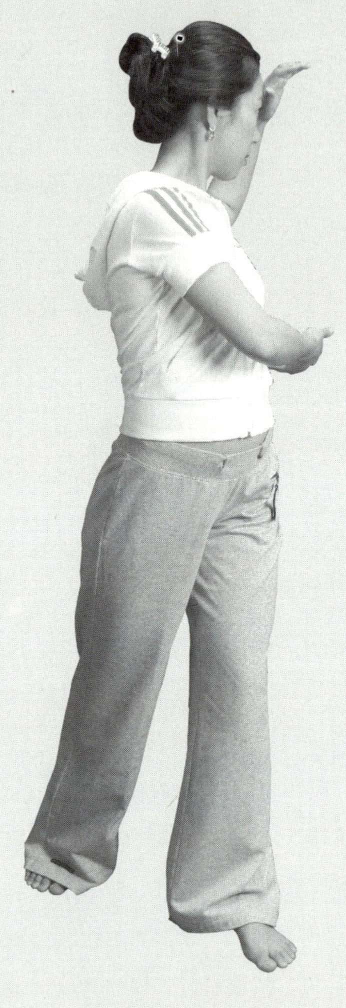

〈간원무 ⑤〉

• 왼발이 나가면서 몸을 좌측으
로 틀어서 왼손으로 원을 그린
다.

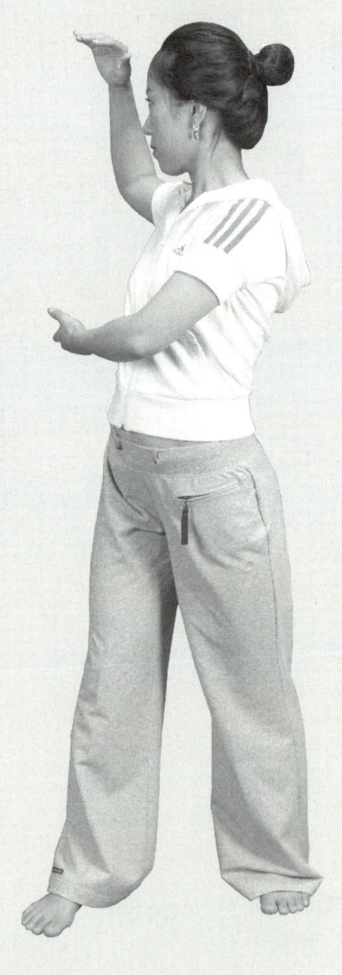

〈간원무 ⑥〉

• 오른발이 나가면서 몸을 우측
으로 틀어서 오른손으로 원을
그린다.

• • • • •

항상 얼굴을 펴고 웃는 것은
복밭을 마련하는 것이요,
남을 기쁘게 할 줄 아는 마음은
복밭을 일구는 행위이다.

• • • • •

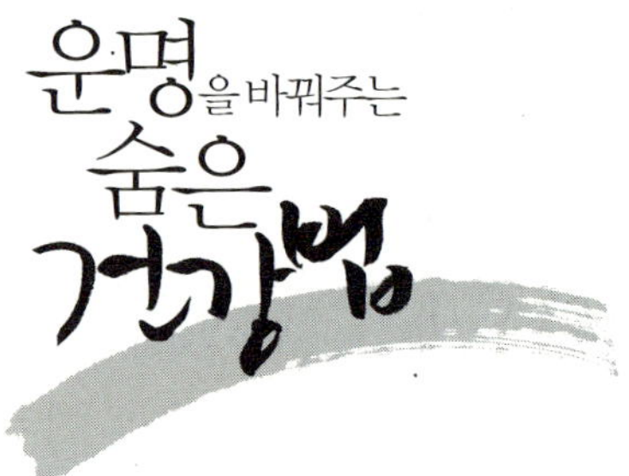

저자 / 최찬규

1판 1쇄 인쇄 / 2008년 9월 25일
1판 1쇄 발행 / 2008년 10월 1일

발행처 / 건강다이제스트사
발행인 / 이 정 숙
디자인 / 김 향 은

출판등록 / 1996. 9. 9
등록번호 / 03 - 935호
주소 / 서울특별시 용산구 효창동 5-3호 대신 B/D 3층(우편번호 140-896)
TEL / (02) 702 - 6333 FAX / (02) 702 - 6334

○ 이 책의 판권은 건강다이제스트사에 있습니다.
○ 저자의 허락없이 임의로 이 책의 일부 또는 전체를 복사하거나
   전재하는 등의 저작권 침해행위를 금합니다.
○ 잘못된 책은 바꾸어 드립니다.
○ 저자와의 협의하에 인지는 생략합니다.

값 12,000 원
ISBN 978 - 89 - 7587 - 057 - 6 03510